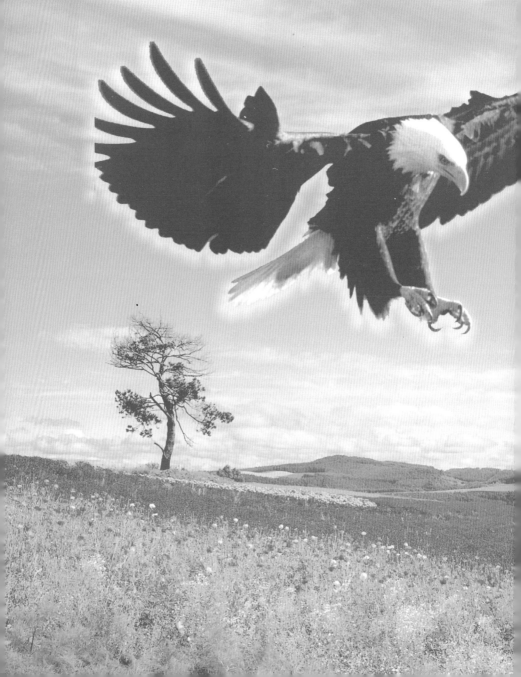

大展好書　好書大展
品嘗好書　冠群可期

大展好書　好書大展
品嘗好書　冠群可期

健康絕招 9

國醫大師 圖說

刮 痧

李業甫　主編

品冠文化出版社

編委會

序 言

刮痧療法是中華民族幾千年來與疾病做抗爭中積累起來的寶貴經驗，千百年來在民間流傳甚廣，給廣大民眾的健康帶來很大的福音。它具有一套以臟腑經絡學說為中心的完整理論，強調整體，重視內因，採用無創性的溫和刺激，扶正驅邪，以調動機體本身的防禦能力，戰勝疾病，調和陰陽、氣血、臟腑功能，使失衡的內部穩定，從而恢復身心健康。

中醫認為，疾病的根源在於我們吸收了太多的毒素，這些毒素進入血液，血液便受到污染，污染的血液流進五臟六腑，相應的部分便會出現不同的反應。而刮痧能夠及時地將體內代謝的毒素刮拭到體表，沉積到皮下的毛孔，使體內的氣血暢通，能夠舒筋通絡，消除疼痛病灶，解除肌肉緊張，明顯減輕疼痛症狀，舒緩人體某些部位由於長時間勞累形成的酸痛，減輕人體疲憊，有利身心。

中醫有「治未病」的學說，對於疾病，我們要早點做防範，增強身體的抵抗力，預防疾病發生。本書系統闡述了經絡刮痧的基礎知識，描述以時辰為主的養生方法，以常見病痛，婦科、男科病症，常見的頸肩腰腿、五官、皮膚疾病等分類，詳解多種病症的刮痧取穴及操作方法。本書採用的是讀者易讀、易學、易懂的圖解形式，文字流暢優美、論述清晰，圖片寫實詳盡，穴位的位置準確，為讀者閱讀理解、掌握刮痧療法提供了諸多便利，同時亦可為讀者節省不少寶貴的時間。本書通俗易懂，嚴謹科學，希望能為您和家人的健康保駕護航。

目　錄

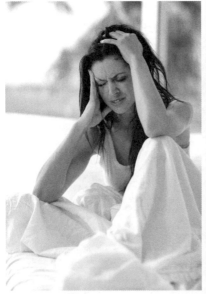
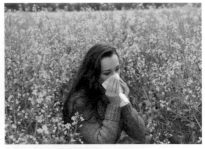
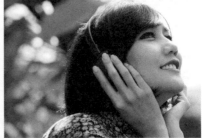

第一章

古老傳統治療方法
——刮痧療法

刮痧療法是中華民族幾千年來與疾病做抗爭中積累起來的寶貴經驗，是中醫保健、中醫養生、中醫理療學的一項重大發明。

在本章當中，可以瞭解到刮痧療法的治療作用與其所運用的手法。

刮痧底蘊深厚的歷史淵源

　　刮痧療法，起於民間，其確切的發明年代及發明人難以考證。砭石是針刺術、刮痧法的萌芽階段，刮痧療法可以説是砭石療法的延續、發展或是另一種存在形式。遠古時代，當人們患病時，不經意地用手、石片在身上撫摸、捶擊，有時竟然可使病情得到緩解，這就是刮痧治病的雛形。

　　自青銅器時代之後，隨著經絡理論的發展，民間開始流傳用邊沿鈍滑的銅錢、湯匙、瓷杯蓋、錢幣、玉器等器具，在皮膚表面的相關經絡部位反覆刮動，直到皮下出現紅色或紫色瘀斑，以達到開泄腠理、袪邪外出而調理痧症的方法。在不斷的實踐中，逐漸形成刮痧健康療法。

　　最早記載這一方法的是元代危亦林，他撰寫的《世醫得效方》卷二「沙證」一節中説：「沙證，古方不載……所感如傷寒，頭痛嘔噁，渾身壯熱，手足指末微厥，或腹痛悶亂、須臾能殺人……」這時的「沙」是指一種病症，而後來的「痧」字是從「沙」演變而來的。

　　刮痧使體內的痧毒，即體內的病理產物得以外排，從而達到治癒痧證的目的。因很多病症在刮拭過的皮膚表面會出現紅色、紫紅色或暗青色的類似「沙」樣的斑點，故人們逐漸將這種療法稱為「刮痧療法」。

　　在明清的醫學著作中，不僅繼承了危亦林《世醫得效方》在痧證及刮痧方法方面的知識，而且有了進一步的發展。

　　清代郭右陶所撰的《痧脹玉衡》為其中具有代表性的痧證辨治專著。此書中對刮痧法進行了較為系統的論述，包括痧證的病因、病機分類、症狀表現及治法用方，還包括刮痧、放痧、淬痧等具體方法和適應證。

　　刮痧健康法是在傳統刮痧療法基礎上的繼承與發展，不僅在工具的選擇上更為合理，而且在刮痧手法上結合了按摩、點穴、杵針等手法，並在不斷地完善與改進。刮痧健康法以其易學、易會、易行、療效明顯的特點，必將為人類健康做出卓越的貢獻。

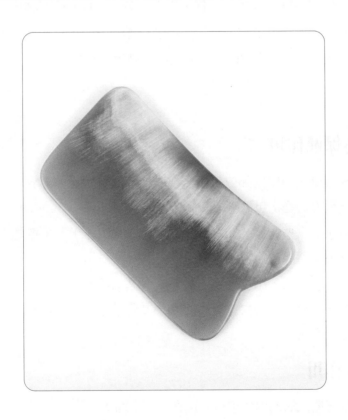

刮痧療法的治療作用

　　刮痧是以中醫臟腑經絡學說為理論指導，集針灸、按摩、點穴、拔罐等非藥物療法之所長，用水牛角為材料做成刮痧板，配合香蔓刮痧疏導油，選取一定的部位進行操作的一種自然療法，對人體有活血化瘀、調整陰陽、舒筋通絡、排出毒素等作用。

　　刮痧施術於皮部對機體的作用大致可分為兩大類：一是預防保健作用，二是治療作用。

預防保健作用

　　刮痧療法的作用部位是體表皮膚，皮膚直接接觸外界，且對外界氣候環境的變化起適應與防衛作用。

　　健康人常做刮痧（如取背俞穴、足三里穴等），可增強衛氣，衛氣強則護表能力強，外邪不易侵表。

　　若外邪侵表，出現惡寒、發熱、鼻塞、流涕等表證，及時刮痧（如取肺俞穴、中府穴等）可將表邪及時祛除，以免表邪侵入五臟六腑而生大病。

治療作用

　　刮痧療法的治療作用可表現在以下方面：

行氣活血

　　氣血由經絡系統的傳輸對人體起著濡養、溫煦等作用。刮痧可

以使局部皮膚充血，毛細血管擴張，血液循環加快。

刮痧作用於肌表，可以使經絡通暢、氣血通達、瘀血化散，局部疼痛得以減輕或消失。

舒筋通絡

透過刮痧，可以防止損傷後的肌肉附著點、筋膜、韌帶、關節囊等發生黏連、纖維化等病理變化；可以消除深沉部的肌肉緊張痙攣，以消除疼痛；還可以經由刮痧的刺激，提高局部阻滯的痛閾，使局部肌肉放鬆，消除肌肉疼痛，有利於病灶修復。

排出毒素

刮痧可使局部組織形成高度充血，血管神經受到刺激使血管擴張，血流及淋巴液增快，吞噬作用及搬運力量加強，使體內廢物、毒素加速排出，組織細胞得到營養，從而使血液得到淨化，增強全身抵抗力，進而減輕病勢，促進康復。

活血化瘀

刮痧可調節肌肉的收縮和舒張，使組織間壓力得到調節，以促進刮拭組織周圍的血液循環，增加組織流量，從而起到活血化瘀、祛瘀生新的作用。

調整陰陽

刮痧對內臟功能有明顯的調整陰陽的雙向作用，可以改善和調整臟腑功能，使臟腑陰陽得到平衡。

如腸道蠕動亢進者，在腹部和背部等處使用刮痧可使亢進者受到抑制而恢復正常；反之，腸道蠕動功能減退者，則可促進其蠕動，恢復正常。

調整訊息

人體的各個臟器都有其特定的生物訊息，當臟器發生病變時，有關的生物訊息也會隨之發生改變，而臟器生物訊息的改變可影響整個臟器系統乃至全身的功能平衡。

而刮痧療法可以透過刺激體表的特定部位，產生一定的生物訊息，由訊息傳遞系統輸送到有關臟器，對失常的生物訊息加以調整，從而對病變臟器起到調節作用。

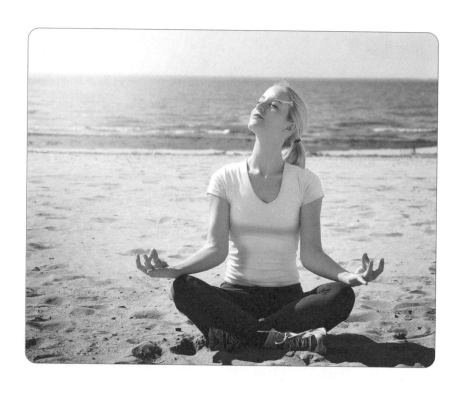

刮痧治療的手法操作種類

在刮痧治療的操作中，有手持刮痧板操作的方法，也有徒手操作的方法。用刮痧板操作的有刮痧法、挑痧法、放痧法；徒手操作有揪痧法、扯痧法、擠痧法、焠痧法、拍痧法。

刮痧法

刮痧法是最常用的一種方法，有直接刮痧與間接刮痧兩種。

1. 直接刮痧

在需要被刮痧的位置均勻塗上刮痧介質，用刮痧工具直接接觸皮膚，在體表的特定部位反覆進行刮拭，直到皮下出現痧痕為止。

2. 間接刮痧

在需要刮拭的部位上放一層薄布類物品，然後再用刮痧工具在布上間接刮拭。

此法有保護皮膚的作用，主要適用於兒童、高熱或中樞神經系統感染開始出現抽搐者、年老體弱者和某些皮膚病患者。

挑痧法

指刮拭者用針刺挑患者體表的一定部位以治療疾病的方法。具體操作是用消毒棉球在需要治療的部位上進行消毒，一手捏起調刺部位的皮肉，另一手持三棱針，對準操作部位，針橫向刺入皮膚並向外挑，挑斷皮下白色纖維組織或青筋，有白色纖維組織的地方要挑盡為止，同時用雙手擠出紫暗色的瘀血，最後用碘酒消毒，敷上

無菌紗布並固定。

此法主要用於治療暗痧、宿痧、鬱痧、悶痧等病症。

扯痧法

在受術者的一定部位上，施術者用拇指與食指用力提扯受術者的皮膚，扯起一部分皮膚及皮下組織，並向一側牽拉擰扯，然後迅速放開還原，使扯痧部位表面出現紫紅色或暗紅色的痧點，以達到治療的效果。

此法主要應用於頭部、頸項、背部及面額的太陽穴和印堂穴。

放痧法

放痧法又稱刺絡療法，是以針刺靜脈或點刺穴位出血，而達到治病的施治方法，可分為瀉血法與點刺法。

此法與挑痧法基本相似，但刺激性更強，多用於重症急救。

1. 瀉血法

在進行常規消毒後，一手拇指壓其下端，上端用橡皮管紮緊，施術者握拳，另一手持三棱針。迅速刺入脈中 1.5 ～ 3 毫米深，然後出針，使其流出少量血液，用消毒棉球按壓針孔。

此法適用於肘窩、腋窩及太陽穴等處的淺表靜脈，用以治療中暑、急性腰扭傷、急性淋巴管炎等。

2. 點刺法

在進行操作前，先用擠壓法使血液積聚於針刺部位，在進行消毒後，施術者一手拇、食、中夾緊被刺部位，另一手持三棱針對準被刺位迅速刺入皮膚 3.3 ～ 6.6 毫米深後出針。擠壓針孔周圍，使其少量出血，然後用消毒棉球按壓針孔。

此法多用於手指或足趾末端穴位。

揪痧法

此法在民間又稱為「揪疙瘩」，在刮拭的部位塗上刮痧介質，然後施術者五指屈曲，用食、中兩指在施術部位，把皮膚與肌肉揪起，然後用力向外滑動再鬆開，一揪一放，反覆進行，並連續發出「巴巴」的聲響，在同一部位可連續操作 6 ～ 7 遍。被夾起的部位就會出現痧痕，造成局部瘀血，使皮膚出現血痕。

此法適用於皮膚張力不大的頭面部及腹、頸、肩、背部等處。

擠痧法

在受術者需要治療的部位，施術者用兩手或單手大拇指與食指在施治部位做有規律、有秩序的互相擠壓，連續擠出一塊塊或一小排紫紅色痧斑為止。

此法一般用於頭額部位的腧穴。

焠痧法

用燈芯草蘸油點燃之後，在人體的皮膚表面的紅點處燃燒，手法要快，一接觸到受術者皮膚，立即離開，這時往往會聽到十分清脆的燈火燃燒皮膚的爆響聲。

此法適宜寒症。

拍痧法

用虛掌拍打或用刮痧板拍打需要施治的部位，主要用於雙肘關節內側和膝蓋或大腿的內側，或發病有異常感覺的身體部位或痛癢、脹麻等部位。

刮痧取穴簡便法

　　穴位是人體臟腑經絡氣血輸注於體表的部位。取穴的正確與否，直接影響刮痧的療效。掌握正確的方法是準確取穴的基礎。

　　常用的刮痧取穴方法有手指度量法、骨度分寸法、體表標誌法、簡便定位法和感知找穴法 5 種。

手指度量法

　　利用患者本人的手指作為測量的尺度來量取穴位的方法稱為手指度量法，又稱為「手指同身寸」，是臨床上最常用的取穴方法。

　　「同身寸」中的「寸」並沒有具體數值。「同身寸」中的「1寸」在不同的人身體上的長短是不同的：較高的人的「1寸」要比較矮的人的「1寸」要長，這是由身體比例來決定的。所以，「同身寸」只適用於自己身上，而不能用自己的手指去測量別人身上的穴位，這樣做是找不準穴位的。

　　●拇指同身寸

　　是以拇指第一關節的橫度為 1 寸。適用於四肢部取穴。

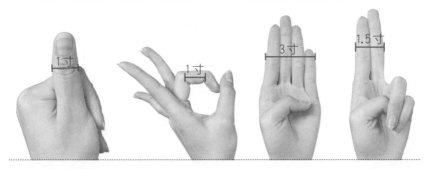

●中指同身寸

是手指度量法中較常用的方法之一，中指彎屈時中節內側兩端橫紋之間的距離為 1 寸。適用於四肢部和背部取穴。

●橫指同身寸

又稱「一夫法」，食指、中指、無名指和小指併攏，以中指第二節紋線處四橫指併緊後的共同橫行長度為「一夫」，四指寬度為 3 寸。另外，食指、中指併攏，以中指第二節紋線處二橫指併緊後的共同橫行長度為 1.5 寸。適用於下肢、腹部和背部取穴。

骨度分寸法

始見於《靈樞・骨度》篇。它將人體的各個部位分別規定其折算長度，作為量取腧穴的標準。如前後髮際間為 12 寸，兩乳間為 8 寸，胸骨體下緣至臍中為 8 寸，耳後兩乳突（完骨）之間為 9 寸，肩胛骨內緣至背正中線為 3 寸，腋前（後）橫紋至肘橫紋為 9 寸，肘橫紋至腕橫紋為 12 寸，股骨大粗隆（大轉子）至膝中為 19 寸，膝中至外踝尖為 16 寸，脛骨內側髁下緣至內踝尖為 13 寸。

體表標誌法

●固定標誌

常見判別穴位的標誌有眉毛、乳頭、指甲、趾甲、腳踝等。如神闕位於腹部臍中央，膻中位於兩乳頭中間。

●動作標誌

需要做出相應的動作姿勢才能顯現的標誌，如張口取耳屏前凹陷處為聽宮穴。

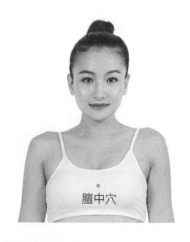

膻中穴

簡便定位法

簡便定位法是臨床中一種簡便易行的腧穴定位方法。如立正姿勢，手臂自然下垂，其中指端在下肢所觸及處為風市穴；兩手虎口自然平直交叉，一手指壓在另一手腕後高骨的上方，其食指盡端到達處取列缺穴等。

此法是一種輔助取穴方法。

感知找穴法

身體感到異常，用手指壓一壓、捏一捏、摸一摸，如果有痛癢感或有硬結等，或和周圍皮膚有溫度差（如發涼、發燙），或皮膚出現黑痣、斑點，那麼這個地方就是所要找的穴位。

感覺疼痛的部位，或者按壓時有酸、麻、脹、痛等感覺的部位，可以作為阿是穴治療。阿是穴一般在病變部位附近，也可在距離病變部位較遠的地方。

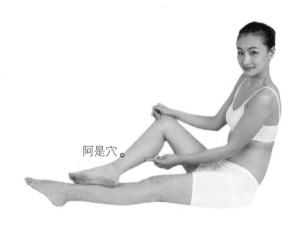

阿是穴。

刮痧板與刮痧油的選取

對於經常刮痧的人來說，在選擇工具上要下很多工夫。刮痧的工具是非常重要的，一般有兩種工具，一種是刮痧板，另一種是刮痧油，兩者缺一不可。工具關係著刮痧保健的直接效果，在進行刮痧時，有的人受不了刮痧的疼痛，而有的人覺得很舒服，這與刮痧工具有很大關係。

古代用湯勺、銅錢等作為刮痧的工具，用麻油、酒或水作為刮痧的介質，雖然取材方便，也能起到一些治療作用，但是其本身沒有任何治療作用，已經很少應用。

現今多選用有藥物治療作用並且沒有副作用的工具，可以明顯提高刮痧的治療效果。在治療時多用薄邊刮拭，保健多用厚的一邊，關節附近穴位和需要點穴的多用棱角刮拭。

刮痧板的選擇

1. 美容刮痧玉板

美容刮痧玉板四個邊形狀均不同，其邊角的彎曲弧度是根據面部不同部位的曲線設計的。短弧邊適合刮拭額頭，長弧邊適合刮拭面頰，兩角部適合刮拭下頜、鼻梁部位及眼周穴位。

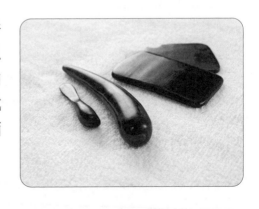

2. 全息經絡刮痧板

全息經絡刮痧板為長方形，邊緣光滑，四角鈍圓。刮板的長邊用於刮拭人體平坦部位的全息穴區和經絡穴位；一側短邊為對稱的兩個半圓角，其兩角除適用於人體凹陷部位的刮拭外，還適合做脊椎部位及頭部全息穴區的刮拭。

3. 多功能全息經絡刮痧板梳

長邊和兩角部可以用來刮拭身體平坦部位和凹陷部位；另一邊粗厚的梳齒便於梳理頭部的經穴，既能施加一定的按壓力，又不傷及頭部皮膚。

刮痧板的材質

常用的刮痧板的主要材料有砭石與水牛角兩種。

1. 砭石刮痧板

砭石質感非常細膩、柔和，摩擦皮膚時有很好的皮膚親和力，受術者感覺非常舒服。

砭石能促進新陳代謝，使新陳代謝產生的毒素和廢物迅速排出體外；能降低血液的黏度，防止血栓的形成，能改善微循環；可以增強人體細胞的正常功能，使殺菌力與免疫力有所提高，能改善各種病菌引起的疾病。

2. 水牛角刮痧板

水牛角本身就是一種中藥材，具有清熱解毒、涼血、定驚、行氣等功效，且對人體肌表無不良刺激。

使用水牛角刮痧時，刮痧板與人體摩擦生熱，可使水牛角中的蛋白輕微溶解，還可以起到滋潤皮膚的作用。

刮痧油的選擇

刮痧油是刮痧療養必不可少的潤滑劑，但不適用於面部，面部

刮痧最好用美容刮痧乳。刮痧油和美容刮痧乳均含有藥性平和的中藥，對人體有益而無刺激及副作用。

1. 刮痧油

由具有清熱解毒、活血化瘀、消炎鎮痛作用的中藥與滲透性強、潤滑性好的植物油加工而成。刮痧時塗以刮痧油能減輕疼痛，加速病邪外排，還可保護皮膚。

2. 美容刮痧乳

美容刮痧乳具有清熱解毒、活血化瘀、消炎鎮痛、滋潤皮膚、養顏消斑等功效。

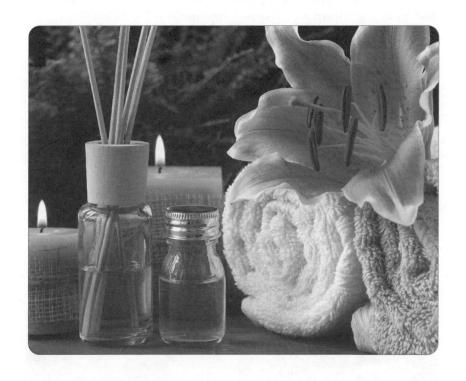

刮痧運板的方法

刮痧根據刮拭的角度、身體適用範圍等，可以分為面刮法、角刮法、平刮法、推刮法、揉刮法、立刮法、點刮法等。

刮痧首先要學會正確的持板方法，否則刮痧時容易疲憊且效果不佳。刮痧板的長邊應橫靠在掌心，拇指和其他四指分別握住刮痧板的兩邊，刮痧時用掌心的部位向下按壓。

面刮法

此法是刮痧最常用的、最基本的手法。手持刮痧板，向刮拭的方向傾斜 30°～60°，以 45°最為普遍。依據部位的需要，將刮痧板的 1/2 長邊或全部長邊接觸皮膚，自上而下或從內到外均勻地向同一方向直線刮拭。

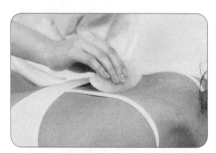

角刮法

使用刮板的角部在穴位處自上而下進行刮拭，刮板面與皮膚呈 45°，適用於肩部、胸部等部位或穴位的刮痧。

刮拭時不宜過於生硬，因為角刮法便於用力，所以要避免用力過猛而傷害皮膚。

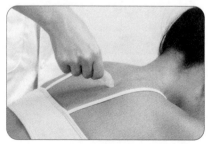

平刮法

　　手法與面刮法相似，只是刮痧板向刮拭的方向傾斜的角度小於 15°，而且向下的滲透力也較大，刮拭速度緩慢。平刮法是診斷和刮拭疼痛區域的常用方法。

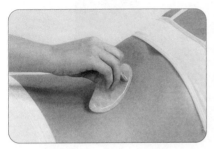

推刮法

　　推刮法的操作手法與面刮法大致相同，刮痧板向刮拭方向傾斜的角度小於 45°，壓力大於平刮法，速度也比平刮法慢一點，每次刮拭的長度要短。

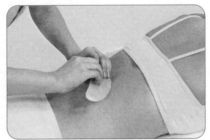

揉刮法

　　以刮痧板整個長邊或一半長邊接觸皮膚，刮痧板與皮膚的夾角小於 15°，均勻、緩慢、柔和地做弧形旋轉刮拭。

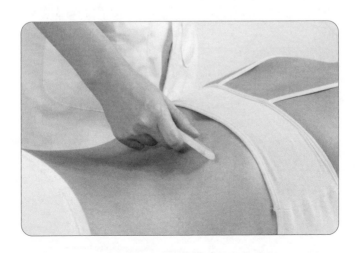

立刮法

　　刮痧板角部與刮拭部位呈 90°，刮痧板始終不離皮膚，並施以一定的壓力，在約 1 寸長的皮膚上做短間隔前後或左右的摩擦刮拭。這種刮拭方法主要用於頭部穴位。

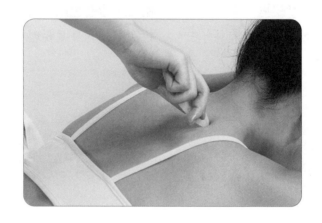

點刮法

　　將刮痧板角部與刮拭部位呈 90°，向下按壓，由輕到重，逐漸加力，片刻後快速抬起，使肌肉復原，多次反覆。這種方法適用於無骨骼的軟組織處和骨骼縫隙、凹陷部位，多用於實證的治療。

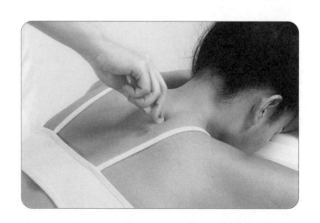

刮痧的補瀉手法

　　刮痧的補瀉手法是由壓力的大小、刮拭時間的長短、刮拭的方向以及速度的快慢等多種因素決定的。一般認為，速度快、按壓力大、刺激時間短為瀉，速度慢、按壓力小、刺激時間長為補，速度適中、按壓力適中、時間介於補泄之間為平補平瀉。

　　在刮痧的過程中，按壓力的大小決定了刮痧的治療作用，而速度的快慢決定了刮痧的舒適感。體虛、虛證及皮下脂肪少的部位，應用按壓力小、速度慢的刮補手法；虛實夾雜以及亞健康的人，應用平補平瀉的刮拭方法；體質比較好的，且肌肉豐厚的地方，應用按壓力大、速度快的刮拭手法。

　　由此可知，刮拭手法只是其中一種因素，機體的狀態與補瀉的效果有直接的關係：當機體正氣充足時，經氣易於激發，刮拭補瀉調節作用顯著；而當機體正氣不足時，經氣不易激發，刮拭補瀉調節作用緩慢。

　　從刮痧過程中看，腧穴的特性也是其中一種因素：有些腧穴有強壯作用，如關元、足三里等，在刮拭的情況下可以起到補虛的作用；有些腧穴有瀉實的作用，如肩井、曲池等，在刮拭的情況下可以起到瀉實的作用。

　　還有中醫經絡的理論認為「順經氣而行則補，逆經氣而行則瀉」。在保健刮痧與一般病症治療方面，不必拘泥於這一理論，其主要是以刮拭手法的速度以及力道進行補虛與瀉實；但體質比較虛弱的虛證患者，可應用這一理論，按經氣運行方向刮拭進行補瀉。

刮痧時的操作要領與步驟

刮痧的時候要注意刮痧要領和技巧。以下介紹的刮痧要領和步驟在具體的刮痧治療過程中非常實用。

手握刮痧板法

握持刮痧板時，應根據刮痧板的形狀與大小，採用便於操作的握板方法，通常有單手握板法與雙手握板法。

單手握板是將刮痧板放置在一手的掌心，一側由拇指固定，另一側由食指與中指固定，或拇指以外的其餘四指固定；雙手握板是在單手握板的基礎上，放上另一隻手作為輔手。

刮痧時的角度與用力方法

刮痧時應用指力與腕力，刮拭時力道要由輕到重，逐漸增強地進行刮拭，以受術者能承受為度。

刮痧板的運行方向與皮膚表面的夾角一般為 $30°\sim60°$，以 $45°$ 角應用的最多。這個角度可以減輕刮痧過程中的疼痛，增加舒適感。要避免使用刮痧板的運行方向與皮膚之間夾角為鈍角的鏟削法。

刮痧的時間

在臨床應用中，局部刮痧的時間每次一般為 $10\sim20$ 分鐘，全身刮痧一般為 $20\sim30$ 分鐘。到下一次刮痧的間隔時間一般為一週

左右，或是皮膚上的痧痕痧象消退且按壓無痛感即可。

刮痧的操作順序與方向

在刮痧的過程中，一般先頭面後手足，先背腰後胸腹，先上肢後下肢，先外側面後內側面，按照這樣的順序逐步刮痧。

所以當進行全身刮痧時，先俯臥位刮拭頭→頸→肩→背腰→下肢的後側，然後仰臥位刮拭上肢→胸腹→下肢前面。

刮痧的方向一般是由上向下、由內向外、由肢體近端到肢體遠端，進行單方向的刮拭。

特殊的部位，如頭部採用梳頭式的刮法，百會穴用四周放射式刮法，面部由下向上刮拭。

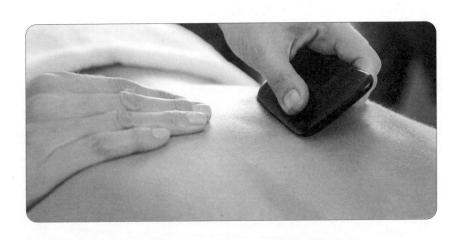

辨別痧痕痧象，預知病情輕重

刮痧治療半小時左右，皮膚表面的痧會逐漸融合成片，深層的包塊樣痧逐漸消失，並逐漸由深部向體表擴散，而深部結節狀痧消退比較緩慢。

不論是哪一種痧，在刮拭 12 小時之後，皮膚的顏色均成青紫色或青黑色等顏色變化，這種變化反應就是「痧象」，也可稱為「痧痕」。

刮痧後，皮膚毛孔微張，局部皮膚有熱感，少數人自覺有寒涼之氣排出，有的部位會出現顏色不同的痧象，有時候會在皮膚下深層部位觸及大小不一的包塊狀痧。

這些都是屬於刮痧後的正常痧象，這些痧象都給你發出了身體不健康的信號。

刮出的痧一般 5 ～ 7 日即可消退。痧消退的時間與出痧的部位、痧的顏色和深淺（即疾病的病位、病性）有密切關係，胸背部、上肢、皮膚表面、顏色比較淺的痧消退較快，下肢、腹部、顏色深以及皮膚深部的痧消退得比較緩慢。

陰經所出的痧一般比陽經消失緩慢，一般會延遲 2 週左右。

痧象的出現是一種正常的生理反應，一般有下面幾種情況：

（1）刮拭後，未出現明顯的痧象或只有少量紅點，這表明受術者無病。

（2）痧象鮮紅呈玫瑰色、大面積，表明受術者體內血熱或體內蘊熱。

（3）痧象鮮紅並伴有痛癢，表明受術者體內有風熱。

（4）痧象色暗或發紫，表明受術者體內氣血瘀滯。

（5）痧象發黑或呈黑紫色，天氣寒冷時肌膚疼痛，表明體內多血瘀或風寒。

（6）痧象在皮膚上出現不久，有少量液體分泌，表明受術者體內有濕熱。

（7）在刮痧過程中，痧象由深轉淡、由暗轉紅，斑塊由片變點，表明病情轉輕。

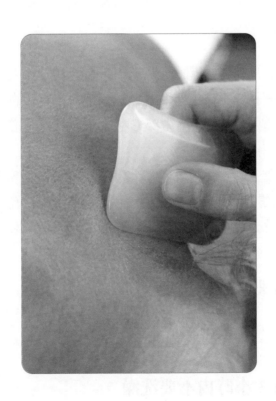

刮痧治療的注意事項

刮痧治病時，皮膚局部毛孔開泄，會出現不同形色的痧，病邪、病氣隨之外排，同時人體正氣也會有少量消耗。所以，刮痧的時候要注意一些小的細節，從細節處保護好身體免受傷害。

室內環境

刮痧室內應保持整潔的衛生，定期消毒使用的刮痧床、椅以及刮痧使用的器材，要給受術者一個舒適、清潔、有序的刮痧環境。

刮痧時室內溫度要保持在 25℃左右，也可根據季節的情況或者受術者自身情況進行調節。

當刮痧進行時，應關閉門窗，避免受術者受風；室內空調等製冷物品要關閉，避免風直吹受術者。刮痧時皮膚毛孔處於開放狀態，如遇風寒之邪，邪氣會直接進入體內，不但影響刮痧的療效，還會引發新的疾病。

刮完痧後要喝一杯熱水

刮痧使毛孔開放，邪氣排出，會消耗部分體內津液，所以刮痧後應喝一杯熱水，補充水分之餘，還可促進新陳代謝。

刮痧結束 3 小時內不要洗澡

刮痧後毛孔都是張開的，所以要等毛孔閉合後再洗澡，以避免風寒之邪侵入體內。

不要強求出痧

對於一些不易出痧的受術者，不可強求出痧，以免造成肌膚及皮下組織的損傷。一般情況下，實證、熱證比虛證、寒症容易出痧，肥胖者與肌肉豐滿發達者不易出痧，陽經比陰經容易出痧等。出痧的多少與治療效果不完全成正比。

暈刮的治療

應立即停止施刮，保持室內空氣的流通，幫助受術者平臥，注意保暖，飲用一杯溫水或糖水。

嚴重的情況下可用刮痧板按壓人中穴，力道宜輕。可在百會以及湧泉穴稍微刮拭，待有所好轉，可在內關或足三里刮拭即可緩解。若暈刮仍然不解者，應立即採取急救措施或將其送往醫院。

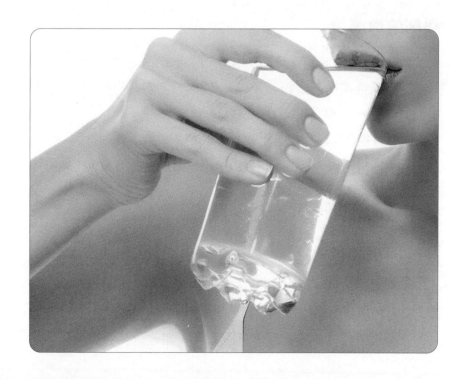

刮痧的適應證與禁忌證

　　刮痧對內科、外科、皮膚科、婦科、兒科、五官科、骨科等疾病都有效。刮痧對於疼痛性疾病、臟腑神經失調的病症具有顯著的療效，但對於危重患者和比較複雜的疾病，應該採用藥物和其他手段來治療。

　　刮痧療法是一種操作方便、安全性很強的療法，但仍然有需要注意的事項，有些疾病不能使用刮痧治療，施術者需要掌握，以避免對受術者造成傷害。

刮痧的適應證

　　1.**外感疾病**：感冒、發熱、中暑、咳嗽等。

　　2.**疼痛性疾病**：頭痛、牙痛、各種神經痛、腰痛、腿痛、頸痛、肩痛等。

　　3.**腸胃疾病**：腹痛、嘔吐、傷食、疳積、腹瀉、胃脘疼痛等。

　　4.**骨傷科疾病**：落枕、肩周炎、腰肌勞損、肌肉驚攣、風濕性關節炎等。

　　5.**婦科疾病**：痛經、閉經、月經不調、帶下、乳腺增生等。

刮痧的禁忌證

　　1.嚴重心腦血管疾病患者急性期、肝腎功能不全者禁止刮拭。體內有惡性腫瘤的部位，應避開腫瘤部位而在其周邊刮拭。

　　2.有出血傾向的病症患者禁止刮痧，如嚴重貧血、糖尿病晚

期、白血病等。

3. 女性在懷孕期間、月經期間禁止刮拭腹部、腰骶部。小兒囟門未閉者禁刮。

4. 韌帶、肌腱急性扭傷及外科手術疤痕處，均應在 3 個月之後方可進行刮痧。

5. 感染性皮膚病患者及皮膚破潰處、嚴重下肢靜脈曲張局部禁止刮拭。

6. 過饑過飽、過度疲勞、醉酒者，都不宜大面積地進行刮痧。

7. 人的眼睛、口唇、舌體、耳孔、鼻孔、肚臍、前後二陰等部位禁止刮痧。

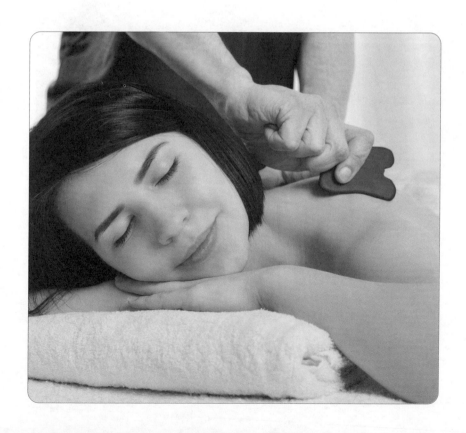

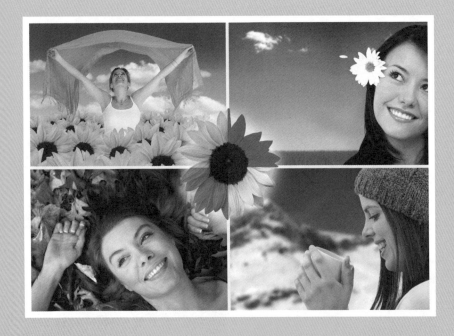

第二章

刮痧治療要順勢而行

　　中醫學講究人與自然相互統一，透過對四季與時辰的瞭解，可以更好地運用到刮痧治療當中。

　　流注於經脈的氣血有盛有衰，把每天分為十二時辰，一個時辰分配一經。按照這個時間表來進行刮痧保養，將事半功倍。

人體不同部位的刮痧法

刮刮頭部助血循環

頭部刮痧可用具有活血潤養功效的天然牛角製成的刮痧板，頭部有頭髮覆蓋，所以不必塗刮痧油。

通常情況下，取坐位，頭部擺正，兩肩自然下垂，頭髮上不要有任何頭飾，要檢查頭皮無破損、瘡瘍、包塊等。

刮痧的部位與刮拭方法	
1. 刮頭頂	刮拭頭頂一般以百會穴為中心，向周圍放散式的刮法刮拭整個頭部，每個方向刮拭 10 ～ 20 次。
2. 刮頭兩側	刮頭兩側時，一手扶著頭的一側，另一手握著刮痧板刮拭頭的另一側，以頭維至下鬢角處，沿著耳上髮際的膽經循行方向刮向風池穴處，力道由輕到重再到輕。刮拭 15 ～ 20 次。
3. 刮頭頂、督脈、膀胱經脈	用一手扶持受術者的頭，另一手握刮痧板，以百會為界，從百會沿著督脈向前額方向刮拭 10 ～ 20 次；然後以前正中線為平行，刮拭兩側 10 ～ 20 次。力量以受刮者能忍受為度。
4. 刮後頭部	刮後頭部，在風池穴處可用刮痧板角部進行刮拭，以有酸脹感為度。
5. 刮拭太陽穴	刮太陽穴時，一手扶著頭部，另一手握著刮痧板，用刮痧板角部在一側太陽穴上進行按揉，順、逆時針各 5 ～ 10 次。速度緩慢，力道適中，以有酸脹感為宜。

刮頭部的好處

頭為諸陽之會、精明之府、百脈之宗，「百會穴通天氣，一穴通全身」。

透過刺激百會穴，對於機體陰陽平衡起著重要的作用，可以促進頭部血液循環，消除疲勞，消除頭痛，改善大腦的供血，還有利於改善頭髮乾燥、脫髮的現象。

刮刮頸部輕鬆舒適

頸部容易受寒，若是長時間保持一個姿勢會感到脖子酸疼。對於外傷後引起的頸部疼痛，看情況拍 X 光片，以明確診斷。若是有頸部骨折、脫位等，禁止對頸部刮痧。

我們對頸部刮痧時，儘量採用低頭坐位。若是坐位有困難的患者，也可用俯臥位。

刮痧的部位與刮拭方法	
1.刮頸正中線	頸正中線主要就是沿著督脈從風府經過大椎穴直至第一胸椎棘突下的陶道穴，刮拭 10 ～ 20 次。若是棘突明顯者，可用刮痧板稜角點壓按揉椎間隙，從上到下，每個椎間隙按揉 3 ～ 5 次。以局部有酸脹感為宜。
2.刮頸椎兩側	刮頸椎兩側就相當於刮頸椎上的膀胱經，位置從天柱穴刮至風門穴，手法由輕到重，每側刮 20 ～ 30 次。以局部有痧痕或局部發熱為宜。
3.頸部外側	相當於膀胱經的外側的膽經，由風池經過肩井穴直至肩端。這段可以分成兩段刮，一段從風池到肩井穴，一段經肩井穴刮至肩峰，每側 20 ～ 30 次。以局部有痧痕或局部發熱為宜。

刮刮腰背强腎壯腰

對背部的刮痧最為常用，也是十分重要的保健方法。背部的刮痧範圍是以脊柱為中心，左右延伸至 3 寸進行的。五臟六腑都是由經絡連接在脊柱上的，不同的臟腑有不同的區段，背部的刮痧是對臟腑進行保健治療的途徑。

透過對背部的刮痧，我們還可以根據出痧的情況，對五臟六腑的健康做一個判斷。

刮痧的部位與刮拭方法	
1. 刮背部正中線	因為路線比較長，最好分為三段刮，刮痧板身與皮膚角度為 45°，由上自下地刮，至出痧為宜。若是棘突明顯者，可用刮痧板棱角點壓按揉椎間隙，從上到下，每個椎間隙按揉 3 ～ 5 次。以局部有酸脹感為宜。
2. 刮兩側肩甲縫	用刮痧板的角端刮肩甲縫，也要橫刮雙側的肩甲，至出痧為宜。
3. 刮兩側膀胱經	後背一側有兩條膀胱經，先刮外膀胱經，再刮內膀胱經。膀胱經很容易出痧，基本上幾下就出痧了，視個人情況而刮，切忌刮破皮。在刮拭內膀胱經的時候，連著夾脊一起刮。

刮刮胸部寬胸理氣

胸部的刮痧在傳統刮痧當中應用得比較少，但胸部刮痧可以自己進行，所以在運用方面還是很方便的。其主要是刮拭有肋骨的區域，一般用仰臥位或仰靠坐位。

胸部刮痧除了中線任脈是自上而下的刮拭，其餘的部位都是橫向刮拭，胸部的乳頭區域禁止刮拭。經常刮拭胸部，可以改善呼吸系統功能，增強體質。

刮痧的部位與刮拭方法	
1.刮胸部正中線	刮正中線任脈採用單角刮痧法，用刮痧板的一個角由上到下地刮拭胸骨部位，速度要慢，力道要輕，不可強行出痧，刮拭 10～20 次。可重點刮膻中穴。
2.刮胸部兩側	刮兩側時，採用刮痧板的薄面，橫向從內向外，順著肋骨的方向進行刮拭。刮痧板與皮膚的角度要小，速度要慢，同時注意避開乳頭，先刮左面，後刮右面。每一肋間刮拭 10～20 次。

刮刮腹部調和腸胃

　　現代中，很多人都很熱衷於減肥，特別是腹部的肥肉。有句話說「腰帶長壽命短」，由於腰腹部穿行的經脈特別多，且為人體的中暑樞紐部位，若是過於肥胖，肚子很大，腹部脂肪很多，就會對穿行於腹部的經脈產生壓迫，使得經脈的氣血運行阻力加大，容易產生瘀滯。

刮痧的部位與刮拭方法	
1.刮腹部正中線	刮正中線要注意繞開肚臍，應由上向下，先刮上、中、下三脘，重點刮中脘，臍下應從氣海刮至中極。主要用角刮法，刮拭 10～30 次。用力應逐漸加強後減弱，動作協調柔和。
2.刮腹部第一側線	第一側線相當於腎經循行線上，從上往下，由幽門至橫骨，主要採用角刮法，刮拭 10～30 次。
3.刮腹部第二側線	第二側線為胃經循行線上，從上往下刮拭，用力應逐漸加強後減弱，動作協調柔和，以患者不感到疼痛為宜，刮拭 10～30 次。
4.刮腹部第三側線	第三側線為脾經循行線上，從上往下，主要用角刮法刮拭，刮拭 10～30 次，以皮膚紅潤為度。

刮刮四肢靈活舒適

上肢總共有六條經脈，下肢也有六條經脈，分別連接人體的五臟六腑。中醫認為，人體的四肢是與五臟緊密相連的，若是臟腑出現問題，在四肢關節上也會有所體現，所以刮拭四肢關節具有調節臟腑的作用。

刮痧的部位與刮拭方法	
1. 刮上肢外側	上肢外側為手三陽經，取三經循行的區域，用刮痧板由上自下進行刮拭，每個部位刮拭 10 ～ 20 次為宜，不可強求出痧。在合谷、外關等重要腧穴用刮板角端進行點揉。
2. 刮上肢內側	內側為手三陰經，同樣取其循行的區域，用刮痧板由上自下進行刮拭，每個部位刮拭 20 ～ 30 次為宜，不可強求出痧。在內關、神門等重要腧穴用刮板角端進行點揉。
3. 刮下肢後側	下肢後側主要刮膀胱經，以膝關節為界，分上下兩段進行。用刮痧板由上到下進行刮拭，刮 10 ～ 20 次為宜，力道以能承受為度。可用刮痧板尖端點揉環跳穴、承扶穴、承山穴等，在委中穴處可用拍痧的手法進行。
4. 刮下肢外側	大腿外側主要刮膽經，小腿外側主要是胃經。同樣分為兩部分刮拭，方向由上到下，刮拭 20 次左右。
5. 刮下肢內側	下肢內側主要是足三條陰經，同樣是分成兩個部分來進行刮拭，取三條陰經循行的區域由上到下刮，每部分 10 ～ 20 次。在血海、三陰交等穴用尖端壓揉。

刮四肢的好處

四肢刮痧主治全身病症。刮拭四肢經脈能疏通經絡，調和氣血，可促進血液循環，有效預防疾病，並能清除體內毒素，具有防患未然的作用。睡前刮拭足底可以緩解疲勞，增強身體免疫力，對身體有整體調控作用。

刮痧療法四季分明

春季調達氣血

春季是一年中的第一個季節，天氣漸暖，動物解除冬眠，植物生長發芽，人們漸漸丟掉厚重的衣服，室外活動變多，新陳代謝旺盛。

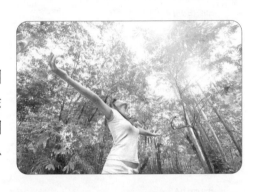

中醫認為天人相應，人體內的氣血運行於各個臟腑的功能活動也會受到自然界的氣候變化的影響，不同的季節會影響與之關係密切的臟腑，春季所對應的臟腑是肝。

肝是儲藏血液、調節血量的重要臟器，又主管情志，可調暢全身的氣機，情志的好與壞都與之相連。春天萬物復蘇，生機萌發，人的陽氣上升，肝膽之氣發散，食慾增加會讓腸胃積內熱而往上導致肺胃熱，出現春燥的情況，所以說春季是刮痧的最佳季節。

從中醫上講，肝五行屬木，「肝開竅於目，其華在爪」，則春季刮痧可舒肝明目。

春季刮痧要點

刮眼睛周圍

大部分人都做過眼保健操，也比較熟悉眼周圍的幾個重要穴位。在眼周圍刮痧要以手代之，以內眥和外眥作為起點和終點，分

上下兩段刮，能改善眼部的氣血循環，解除眼睛疲勞、乾澀等症狀。

刮頭部

用水牛角刮痧板以梳頭的方式刮拭頭頂部、側頭部，用單角刮拭頭部重要穴位，如百會、風池等。刮頭部最好在早晨或者疲勞的時候刮，不要在睡前刮。

刮背部

用角刮法刮拭肝膽對應的區域，重點刮拭肝俞、膽俞、魂門等穴。

刮胸脅部

由上而下地刮拭膻中穴，然後沿著脅肋的走向，刮肝膽在體表的投影區域，有寬胸理氣、疏肝利膽的作用，重點刮拭膻中、期門等穴。

刮四肢

很多人有手腳冰涼的現象，建議先用刮痧板刮拭手掌，手掌發熱後用刮痧板上的凹槽刮拭手指的四面，從根部到指尖，每個方向刮 5 ～ 10 次，能行氣通絡。同理可運用於刮拭雙腳。

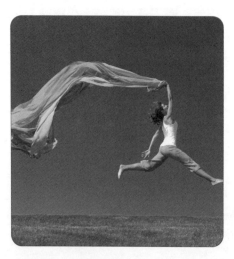

夏季養心健脾

夏季人體陽氣生發，正是治病祛寒的好時機。夏季養陽就是培養人體一種蓬勃向外發散的狀態，因此我們應該和自然界的氣候變化相應。

夏天應適當晚睡早起，積極參加戶外活動。不要為了躲避炎熱而整天待在冷氣房裡。

藉由戶外活動的鍛鍊可提高身體對暑熱的耐受性，並使得陽氣得以宣發。

夏屬火，與心相應，火熱之邪最容易損傷心。若心神失養，則易出現心神不安、失眠等症，所以在炎熱的夏季，應重視心神的調養。中醫說「汗為心之液」，暑熱易傷氣，流汗過多不僅會損傷心氣，還會導致出現心陰虛，所以我們在進行戶外活動時，要注意避開烈日熾熱的時候，午飯過後應午睡休息，以緩解疲勞。

夏天最後一個月我們稱之為「長夏」，長夏主濕，與五臟中的脾相呼應。這個季節天氣悶熱，空氣濕度很大，人容易感受濕邪，而脾喜燥惡濕，很多時候會有不想吃飯、便溏的現象。可以根據自己的喜好適當吃些辣椒以增加食慾，也能抵抗濕對脾的侵擾。不要貪吃過多冷飲，長夏濕熱本就容易傷及脾陽，如果過食冷飲，容易出現吐、瀉等腸胃疾病。

夏季刮痧前後要多飲水，這個季節刮痧較為容易出痧，刮痧時間不宜過長，延長兩次刮痧的時間。刮痧後不要貪涼跑去吹風，要避免在空氣對流處與空調口處直吹。

夏季刮痧要點

刮背部

刮背部的膀胱經，逐點刮拭心俞穴、脾俞穴、意舍穴、胃俞穴等，然後刮拭天宗穴，至出痧為宜。

刮胸肋部

自上而下刮拭膻中部位，沿著肋骨的走向橫刮心在體表的投影區，以寧心安神。

刮四肢

沿著心經在小臂上的走向刮拭，刮拭小腿內側的脾經，然後可用單角刮拭湧泉穴。

秋季養肺潤燥

秋季，即從立秋之日起到立冬之日。大多數人都是選擇在夏季刮痧，而刮痧保健也隨著夏季的過去漸漸被人遺忘，但是中醫認為，秋季的人體功能正是處於收的狀態。這時候如果刮痧，更能將體內的垃圾廢物排出體外，所以秋季也適合刮痧。

由於夏季的炎熱，大多數人都喜愛喝冷飲，以及長期處在冷氣室內，一個夏天下來，人體內聚集了較多的寒氣。到了秋天，可能表現為腰部冰涼，並且隨著氣溫的下降，儘管也增加衣服，但還是覺得寒冷不堪。在秋季刮痧，主要的目的就是驅寒。

秋季與肺臟相呼應，肺為嬌臟，無論是初秋的溫燥，還是深秋的涼燥，都易傷及肺而導致疾病發生，在調理肺方面以滋陰潤肺為主，並根據天氣情況與個人體質情況選擇治療方案。

秋季氣候由熱轉涼，陽氣漸收，陰氣漸長，是「陽消陰長」的過渡階段，也是萬物成熟收穫的季節。「秋冬養陰」是秋季的養生原則，指秋冬宜養藏氣，避免耗精傷陰，從而適應自然界陰氣漸旺的規律，為來年陽氣生發打下基礎。

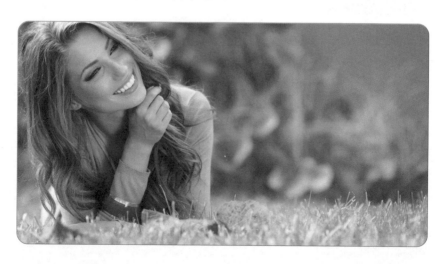

在秋季刮痧的時間不宜超過 30 分鐘，宜用補法或平補平瀉法刮拭，不宜使用瀉法。

秋季刮痧要點

刮背部

以單角刮法重點刮拭雙側肺俞穴、脾俞穴以及胃俞穴區域，以出痧為宜。

刮胸脅部

用單角刮拭兩邊的中府穴區域，從上到下刮拭膻中穴，然後從內向外沿著肋骨的走向刮拭肺在體表的投影區。

刮上肢

上肢主要刮肺經，可重點刮拭尺澤、少商等重要穴位。

冬季護衛腎陽

冬季時，人體的陽氣也隨著自然界的轉化而潛藏於內，冬季養生應順應自然界閉藏的規律，護衛腎陽，抵禦寒冷。這時候我們發現很多體質比較弱的人，通常都會有手腳冰涼的症狀，這就是陽氣不足所導致，也就是我們常常說的「火力不足」。

與冬季相應的臟器是腎，中醫說腎為先天之本，是生命之源，有藏精主水、主骨生髓的能力。腎氣充盈則精力充沛、筋骨強壯，腎氣虧損則陽氣虛弱、腰膝酸軟，易患疾病。

冬季腎的功能正常，就可調節適應氣候的變化。養腎不僅能助陽禦寒，更能防老長壽。

冬天一到，生病的人明顯增加，感冒的人很多，最明顯的症狀就是流鼻涕。刮痧作為古老傳統的一種治療手段，和推拿、針灸一樣有著非常好的療效。冬天在身上刮一刮，不僅能排出體內的「毒氣」，還可以舒筋活絡，提高身體免疫力。

在冬季刮痧時，不要強求出痧，以皮膚溫熱為度。刮痧室的室溫應在18℃以上，在補瀉方面跟秋季一樣，不可使用瀉法。

冬季刮痧要點

刮頭部

「頭為諸陽之會」，可以振奮陽氣。刮痧時以頭頂部的百會穴為中心，向四周刮拭，至頭皮有溫熱感為度。

刮背部

刮背部的心與腎對應的區域，督脈與膀胱經上的心俞、厥陰俞、腎俞、志室等區域。

刮四肢

重點刮拭下肢的經絡，用拍痧法拍打膕窩，刮拭手掌與腳掌，用角部壓揉手掌的勞宮穴與足底的湧泉穴。

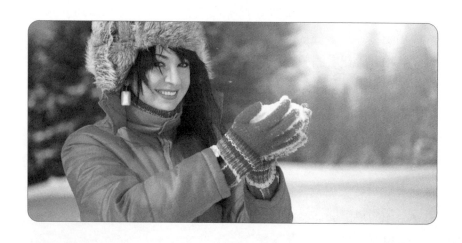

刮痧與時辰對應，養經通絡

　　眾所周知，人體有十二條正經，而古人把一天分成 12 個時辰，剛好與之對應。這不是巧合，中醫主張「天人合一」，認為人是大自然的組成部分，人的生活習慣應該符合自然規律。

　　古代醫學家們經過研究發現，人體的氣血正是按著十二時辰的消長規律流注於經脈之中，同時人的臟腑在十二個時辰中也會發生相應變化，環環相扣，十分有序。

子時：養好膽經精神好

　　膽經是人體循行路線最長的一條經脈，起於人體的外眼角，沿著頭部兩側，順著人體的側面向下入缺盆，後再向下，行至足趾的第 4、5 趾，幾乎貫穿全身。

　　在子午流注的時辰表裡，膽經是子時當值，也就是夜裡 11 點鐘到凌晨 1 點鐘這段時間。人們往往都會強調在晚上 11 點之前上床睡覺，但是能做到的人卻寥寥無幾。主要是人們還沒認識到，這時候不

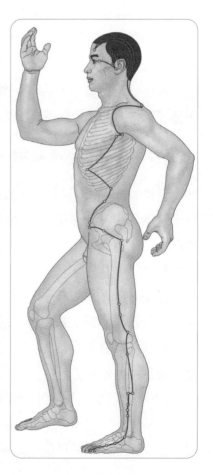

睡覺對身體的危害究竟有多大。

現在很多人都知道養生的重點是養肝，肝膽相表裡。春季是萬物生長、陽氣生發的季節，而膽氣與春季相呼應，只有膽氣完全生發出來，陽氣才能緊跟著逐漸養上來。

陽氣又被稱為「衛氣」，即保護人體的衛士。陽氣不足時，表現在臟腑上會有腎陽虛、脾陽虛的症狀，身體氣血運行不暢，對食物的消化、吸收也不夠，就會產生很多疾病。所以養膽非常關鍵，首先得會睡覺，子時睡好，膽氣刺激陽氣逐漸上升，很多問題都能迎刃而解。經常熬夜的人極其易得膽囊相關的疾病，如膽囊炎症、膽結石、膽絞痛、右下腹脹等。

我們知道，膽經的循行路線從頭到腳，起始點在沿頭半側左右側。用指腹來回刮頭，或者頭臂高高舉起往後一仰，拉伸渾身膽經，膽經一旦振奮，人就可以變得有精神。有時候人感覺疲憊或者困倦了，伸伸懶腰，就感覺精神來了，就是把膽經拉開了。

丑時：保護肝經氣血暢

足厥陰肝經上一側有 14 個穴位，從足大拇趾的內側趾甲緣，向上經過足跟，沿著腿的內側向上繞過生殖器，行至胸腹部。雖然本經的循行路線不長，而且穴位也不多，但是作用很多。我們一般稱肝為「將軍之官」，就是說肝是護衛我們身體的「大將軍」。

從子午流注裡的時辰表上來看，丑時（凌晨 1 點到凌晨 3 點）是我們肝經「值班」的時辰，是修復肝經最好的時段。中醫說肝具有貯藏血液與調節血量的功能，人體內各部分的血液常隨著不同的生理情況而改變其血量。

例如，我們的思維和行動都要靠肝血的支援，廢舊的血液需要淘汰，新鮮的血液需要產生，這種代謝通常需要在肝氣血最旺盛的時辰完成，而且這時候是人體陰氣下降、陽氣上升的時候。所以，

我們要配合肝經的工作，好好休息，讓自己進入深睡眠的狀態，這樣能使肝氣暢通，讓人體的生機生發起來。

　　在現實生活中，特別是週末的時候，很多人喜歡看電視到特別晚，甚至半夜一兩點都不睡覺，這種行為很傷肝血。《黃帝內經》有云「久視傷血」，而肝開竅於目，長時間看電視、讀報紙、看書等，不配合休息與身體活動，或是沒有經過睡眠的調節，久而久之，就會出現肝血虛的症狀。

　　當肝經出現問題時，人體會表現出腹瀉、嘔吐、面色沒有光澤，而且經常會有失眠的現象。如果要保養肝經，最好的時辰

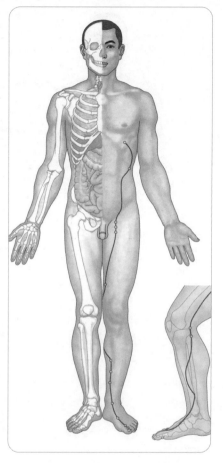

就是在肝經當令的時候，此時肝經的氣血最為旺盛，但是我們也不可能在丑時起來給肝經進行刮痧。對於這個問題也有很好的解決辦法，因為心包經與肝經屬於同名經，所以我們可以在晚上 7 點到晚上 9 點的時辰裡用拍痧的手法對心包經進行拍打，也能起到刺激肝經的作用。

寅時：嬌生慣養肺經療

　　手太陰肺經起於胃部，向下聯絡大腸，沿著胃口向上，穿過膈肌，屬於肺臟，然後從肺系穿過腋下，行走於上臂的內側，向下沿

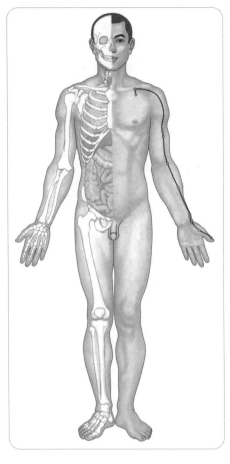

著前臂的橈側穿過手腕部，終止於手拇指的指端。

寅時（凌晨3點至凌晨5點）是肺經「值班」的時間。有些人吃完飯後沒什麼事，9點就上床睡覺，表面看起來早睡早起能養生保健，事實上則不然。9點睡的人很多正常睡眠時間在6小時左右，經常凌晨3點醒來，寅時經常醒是非常嚴重的症狀。

在中醫學中，肺經是非常重要的，人體各個臟腑的盛衰情況必然會在我們的肺經上有所體現。十二經絡是從肺經開始的，正月也是從寅時開始的，這告訴我們一年當中真正的開始是從寅時開始。

《素問·經脈別論》說：「脈氣流經，經氣歸於肺，肺朝百脈，輸精於皮毛。」血液的運行要依賴氣的推動，肺主氣，司呼吸，可以調整全身的氣機。寅時是肺經最旺盛的時段，此時有助於肺氣調節和輸布血液運行全身。肺主志節，氣血重新分配由肺完成，此時為深度睡眠之時，只有在深度睡眠中才能完成此分配。

有人說肺是人體最嬌貴的臟器，當外感邪氣侵犯人體的時候，肺是首當其衝的。在凌晨3點時，肺經當令，開始輸布全身氣血；而此時是後半夜，寒濕之氣侵入人體，容易導致經脈受阻、氣血不通暢，會發生腹部疼痛、腹瀉、嘔吐、不想飲食等症狀。

　　而如果我們經常在這時候醒怎麼辦呢？中醫常說「津血同源」，這時候可以先喝杯溫水，躺床上閉目靜心，用舌頭在口腔內舐摩內側牙齦，從左至右，由上自下，這樣畫圈9次，然後以同樣的順序舐摩外側牙齦。此法可固齒、健脾胃、袪病。

卯時：大腸經通則腸道通

　　手陽明大腸經起於手食指橈側的頂端，經過手腕，沿著前臂的橈側行至肘的外側，再沿著上臂上行，經過肩部進入缺盆當中，連絡肺臟，然後向下通過膈肌，屬於大腸。有一條支脈通過面頰，進入下齒，回過來夾扣唇的兩旁，在人中之處左右交叉，上夾鼻孔的兩旁，也就是迎香穴。

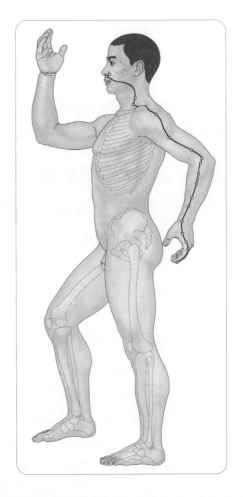

　　在子午流注的時辰表裡，大腸經是在卯時（早上5點至7點）當令，此時的氣血運行到達大腸經，大腸經開始興奮。大腸的主要功能就是排泄消化吸收後的食物殘渣、多餘的水分等形成的糞便。大腸經在子午流注中還被稱為「魔鬼時間」，這個時間點是多種疾病的高發時間以及多種疾病的致死時間，所以這個點尤為關鍵和重要。

　　卯時在《黃帝內經》當

中的術語曰「天門開」，也就是門一開太陽照射下來的時間。「天門開，地戶開」，在這個時辰裡，大腸的蠕動是一天當中最快的時候，推動大便往下走的速度也是最快的，所以很快會有便意。有些人可能沒有便意，但是也可以在馬桶上坐坐，久而久之，就會形成一種條件反射，在這個時候就會形成排便的慾望。如果沒有養成排便的習慣的話，久了就可能會出現便秘，肚子裡的食物殘渣不能及時排出，體內的垃圾、毒素也不能及時排出，堆積在體內，可能導致肥胖，臉上會出現黃褐斑、雀斑或痤瘡等。

所以，我們可以經常刺激大腸經，使其氣血保持暢通，這樣大腸的功能正常，排便正常，才能清除體內毒素、垃圾。我們可以用拍痧的手法對大腸經進行拍打，每隻手五六分鐘，力道不宜太重，以經絡微微發紅發熱為度。

拍大腸經最好的時間就是卯時，若是沒有早起的習慣，可以延後兩小時進行。還可用刮痧板對鼻翼兩旁輕輕刮拭。

辰時：通胃經而護胃氣

足陽明胃經是人體經絡分支最多的一條經絡，有兩條主線和四條支線，主要分佈在頭面、胸部、腹部以及腿外側靠前的部分。起於鼻旁，往上在目內皆交於足太陽膀胱經，往下在足大拇趾交於足太陰脾經。

胃經在辰時當令，也就是早上7點至9點，度過了「魔鬼時間」，就要進入大補的時間。在這個時間段，人們都非常忙碌，趕著上班、上學的很多，但是不管有多忙，都要食用早餐，而且早餐最好的食用時間段也是這個時候。因為在這個時間段，太陽升起了，天地之間的陽氣占了主導的地位。人體也是一樣，處於陽盛陰衰的時候，所以在此時吃早餐，最能提升胃氣。金代名醫李杲《脾胃論》提出「人以胃氣為本」，就是強調胃氣在人體生命活動中的

重要作用。

辰時是胃經當令，因為這是一天當中所有營養來源最為充分的時候，支配一天24小時的營養都在辰時這個階段。若是這個時間段不飲食，很多人會出現一整天沒力氣、沒精神、思維能力下降。因為在早上吃完飯，胃經當令後，接下來就是脾運化的時候，脾會把所有物質轉化為人體所需的營養物質，再把營養物質輸送到所有組織器官。若是不吃早飯，胃在這時會分泌胃酸，若無食物消化，胃酸就會腐蝕人體的胃壁，久之可能會造成潰瘍的發生。所以按時吃早餐是必要的，而且要吃熱食。

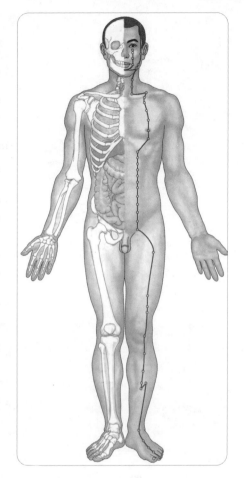

從養生角度出發，我們可以在早上起來後先喝一杯溫水，然後用刮痧板在頭部進行刮拭，以梳頭髮的力度為宜，梳理100次左右，有醒腦明目的作用。食用早飯後，可輕微地按摩腹部，加快胃腸蠕動速度，幫助消化。

巳時：補脾經平衡陰陽

「脾主運化，脾統血」，脾為氣血生化之源，與胃統稱為「後天之本」，是消化、吸收、排泄的總調度，又是人體血液的統領。脾經的循行路線是從腳大拇趾末端開始，沿著大拇趾內側腳背與腳

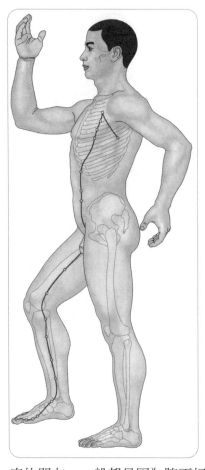

掌的分界線行走，從內踝的前緣上行，進入腹部，通過腹部、胸部、夾食管旁，連舌根，散舌下。

巳時（上午9點至11點）脾經當令，而脾主運化，早晨所食用的食物在這個時辰開始運化。很多人早上不愛吃，中午吃得飽，晚上吃得撐，在不該運化的時候強迫脾胃來調節，久而久之脾運化能力下降。而在胃經當令的時候吃早餐，緊接著脾經當令開始盡職盡責幫助運化，既運化水穀和水液，能把攝入食物很好運化，也能把喝下去的水運化。所以不用害怕早上吃的多容易肥胖，反而是早上吃的越多吸收越好，人不會出現肥胖，因為這時候脾在拼命幹活。若是有得糖尿病的朋友，一般都是因為脾不好，脾運化不好，就不能把食物當中的糖分有效吸收，把多餘的糖代謝掉，久而久之代謝不掉的營養和糖分必會進入血液而發病。有些重症肌無力的患者，或者年輕時是大三角眼，老了以後就成了小三角眼的人，都是脾虛弱的表現。

當治療脾病時，最好的時段就是在巳時脾經當令之時，這時人體處於陽氣上升的時期，在這個點疏通脾經可以很好地平衡體內陰陽。在這個時候不宜大聲說話，容易耗氣。在保養方面可以叩齒咽津數十口；用刮痧板刮拭太白、三陰交、陰陵泉、血海等穴位，或用刮痧板尖端點按以上腧穴。

午時：養護心經精神足

　　心經起於心中，向下通過膈肌與小腸相連絡。分出一條分支上行於食管旁，聯繫眼球的周圍組織；另一條支脈出腋窩後沿著手臂的內側行走，最終止於小指指甲的內側末端。

　　在古代的計時方法當中，我們最常聽到的就是子時和午時。子時是 23 點到凌晨 1 點，是一天的開始，也是一天中陽氣初生的時候。此時氣生發的感覺很明顯，也是好多武俠小說中練功之人認為不可錯過的練功好時機。午時是中午 11 點到 13 點，對應的是八卦中的乾卦，是一天中陽氣最盛的時候，也是人體氣血陰陽交替轉換的一個臨界點。這時我們可以觀察到一個明顯的現象，就是到了午時，手上的血管明顯要漲滿和隆起很多，午時前和午時後又慢慢地消退一些。

　　明清時期名醫陳士鐸認為，「心經有熱則咽乾，心經有邪則脅痛、手臂痛、掌中熱，心脈痹阻則心痛」。心經與心緊密相連，養護心經是生死攸關的大事。午時養心經，最好的方法就是睡覺了。午睡對消除疲勞、增進健康非常有益，是一項自我保護的措施。

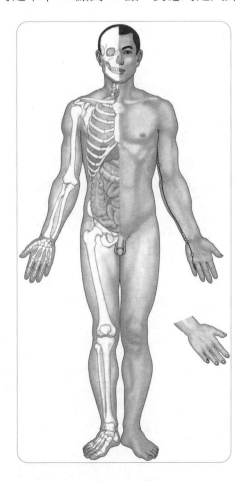

　　但是剛吃完午飯不能立即睡覺，否則可能會引起食物反流，使胃液刺激食管，輕則不舒服，重則可能發生反流性食管炎，所以，最好午飯後休息 20 分鐘左右再睡覺。如果沒有午睡習慣的人，可以用手拍痧的方式對心經進行拍痧。若是有刮痧板，也可以用刮痧板對上肢心經進行刮拭，可放鬆手臂肌肉，疏通經絡。另外，可以用刮痧板的尖端位置點按心經的重要腧穴，它具有改善失眠的作用。

未時：調動小腸經辨清濁

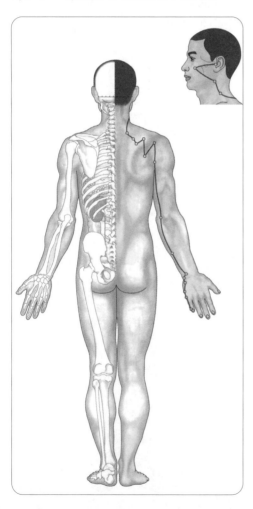

　　小腸經與大腸經的循行路線較為相似，但是位置較靠近裡側。小腸經從小指的外側向上走，沿著胳膊外側的後緣，到肩關節以後向脊柱方向走一段，然後沿著脖子行至顴骨，最後止於耳。

　　未時，也就是下午 1 點至 3 點，小腸當令。小腸是消化、吸收的主要場所，其主要生理功能是接受經胃初步消化而下行的食物，將其進一步消化、吸收，把精微物質轉輸於脾以營養周身，並把剩餘的糟粕和水液下注於大腸或滲入膀胱而排出體外。若是生活中不注意，造成

小腸的消化、吸收功能受損，就容易引起營養缺乏等一系列症候群。小腸經在未時對人一天的營養進行調整，如小腸有熱，人會乾咳、排屁。此時多喝水、喝茶，有利小腸排毒降火。

通常來說，下午的精神不如早上，而且經常會覺得肩膀、脖子酸疼，可以在小腸經當令的時候，用刮痧板沿著小腸循行的路線，即從小指往上，一直刮拭到肩頸。途中重要穴位可重點刮拭，可以在肩井穴上用力點按，可以消除肌肉的僵硬感。天宗部位可以重點刮拭，可以放鬆肩胛的緊張、疲勞之感。刮拭以局部有發熱感為度。若是時間上不允許，在平時上班、上課或者任何時候，可以局部刺激後谿穴與前谷穴。方法是握拳，把穴位局部放在桌子邊緣等地方，稍用點力反覆活動拳頭，以刺激穴位，或是用「切菜」的方法刺激穴位。

申時：顧護膀胱經利小便

足太陽膀胱經是 12 條經絡中經穴最多的一條經絡。它起於內眼角的睛明穴，止於小趾尖的至陰穴。循行路線經過頭部、頸部、後背部、腿的後面以及足部，每一側有 67 個穴位。治療的範圍很廣，如泌尿生殖系統、精神神經系統、呼吸系統、循環系統、消化系統以及經絡循經所經部位的病症。

申時（下午 3 點至 5 點）是膀胱經當令的時辰，我們都知道膀胱經是人體最長、最直的陽經，膀胱主氣化，主儲尿，主排毒素。膀胱經更是排出毒素的大管道，污水、毒素、垃圾全從這個管道排出。每天申時是往下排毒素的時候，千萬不要抑制。如果味覺敏感的朋友，在申時聞身上的氣味，多少有些往外發散酸臭的味道，這就是膀胱經在幫助排毒，建議大家最好不要把洗澡時間定在申時這個時間段。由此，我們可以知道，最適合運動的時間就在申時，這時是體溫最高的時候，肌肉最有彈性，力氣最大，反應最快，並且

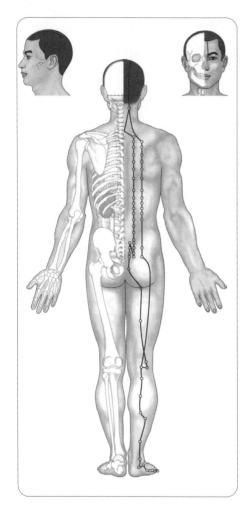

還不容易受傷，最易增強鍛鍊，此時背書效率也很高。這個時辰是一天當中效率最高的時辰。

《黃帝內經》中說，當膀胱經處有問題時，會出現發熱的症狀，即使穿著很厚的衣服也會覺得冷，有時還會伴隨鼻塞流涕、頭痛、項背僵硬疼痛、小腿肚子疼等膀胱經經過的部位疼痛，也可能引發癲癇、痔瘡等問題。有許多人感覺後背跟扣個大鍋似的，是因為膀胱經瘀阻不通。經絡是運行氣血的通道，毒氣全堵在經絡裡，當然發沉。此時可用刮痧板疏刮膀胱經，沾凡士林油從上向下來回疏刮，就會發現刮完整條後背後非常輕鬆。

酉時：補腎經以壯筋骨

腎經起於小趾之下，從腳小趾下邊開始，斜向腳底心，出於舟骨粗隆下，繞過內踝之後，向上沿著腿最內側上行至脊骨最底部，進入體內與腎聯繫，出骨盆後沿著腹部上行至胸部上方的內鎖骨處。一分支在體內從腎上行，經過肝、膈、肺、喉嚨，行至舌根部。

酉時（下午5點至晚上7點）是腎經當令的時辰，人的身體經過申時排毒後，腎在酉時進入儲藏精華的階段。腎藏精，精是人體最重要的物質基礎，也是維持人體水液平衡的主要經絡。

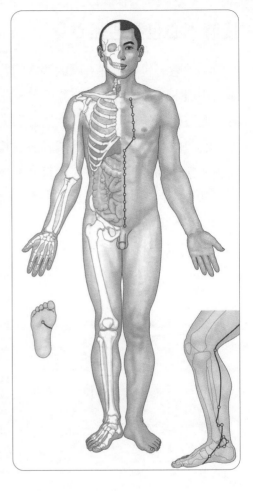

酉時養腎，此時應該是工作之後稍作休整，不適宜做太強的運動。而且很多人在這時就下班開始吃晚飯了，最好吃容易消化的食物，且飯後建議不要喝茶。腎主排泄，不建議在排泄的時候再增加雜質，像吃完肥膩的食物再喝點茶水，這是最不可取的。若是這時候喝水太多，也會有尿頻的表現。在這個點腎經開始大量地排垃圾，如果再給身體增加許多負擔的話，大多數人在這個時間點會發低熱，這是毒素排不出去很明顯的一點。我們可以養成在下班的時間喝一杯水的習慣，以幫助腎與膀胱清除積留下來的毒素。

在酉時，我們可以做一些固腎運動，比如收縮前後二陰提腎氣，透過呼吸吐納對腎進行調理與保養；可以用雙手在八髎上面搓，直至發熱；還可以用刮痧板在小腿內側的腎經進行刮拭。若是有失眠或經常做夢的，可以在睡覺之前用手掌在腳底湧泉穴上搓，可調心補腎。

戌時：心包經通強心身

　　手厥陰心包經是從心臟的週邊開始，經過腋下，然後沿著手前臂的中線下行，經過手掌的勞宮穴，最終止於中指端。

　　西醫學中是沒有心包這個概念的，這是中醫的概念。從名字上看，心包跟心還是有一定的關聯的，其實心包就是心臟外面的一層薄膜。當外邪侵犯心時，心包首當其衝，所以心臟上很多毛病都可以歸納為心包經的病。《黃帝內經 · 靈樞 · 邪客》曰：「諸邪之在於心者，皆在於心包絡。」

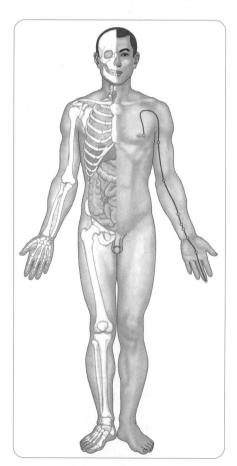

　　戌時（晚上7點至9點）是心包經當令，心主喜，是一天當中最放鬆、最開懷的時候。此時心包經的氣血最為充盛，這時候對心包經進行保養，對預防心腦血管疾病有事半功倍的效果。心臟出問題都是先從心包開始，心包是心臟的第一層保護傘。如果心包被侵犯了，心臟就會出現問題。戌時是最不應該吵架和生氣的時候，如《黃帝內經》所說：「恬淡虛無，真氣從之，精神內守，病安從來？」建議大家戌時打坐，做腹式呼吸，平靜心情；如果打坐半小時以上會發現心情無比好，心裡很安靜，非常有助於晚上11點之

前入眠，也是養心臟的好方法。

　　前文講丑時的時候就說過，在這個時辰對心包經進行拍痧有助肝經的作用；同樣的，也有強心的功能，心臟不是很好的人可以在這個時辰多拍一拍。除此之外，這個時辰可用泡腳進行保健，不但可以促進腳部的血液循環，降低局部肌張力，而且對消除疲勞、改善睡眠有很多的益處。泡腳用的桶可以高一些，水溫度在40℃左右，泡到微微出汗即可。

亥時：三焦彙聚身體壯

　　三焦經由無名指末端開始，沿著上肢外側中線上行至肩，在第七頸椎處交會，向前進入缺盆，散絡於心包，下行穿過膈肌，從胸至腹屬於上、中、下三焦。有一條支脈從胸上行，出缺盆，沿著頸外側上行，從耳下繞到耳後，經耳上角，然後往下到面頰，直達眼眶下部；另一隻從耳後入耳中，走至耳前，在面部與前脈相交於面頰，到達眼外角。

　　三焦是一個純中醫的概念，通俗來說，指的是人的整個體腔的通道，可分為上焦、中焦、下焦。古人把心、肺歸為上焦，把脾、

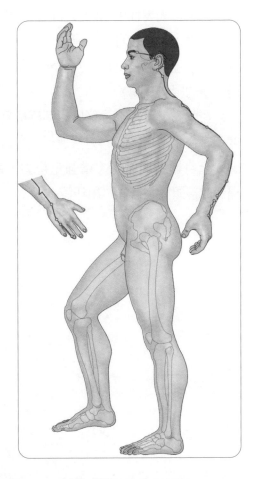

胃、肝、膽、小腸歸為中焦，把腎、大腸、膀胱歸為下焦。三焦是調動運化人體元氣的器官，負責合理地分配使用全身的氣血與能量。

亥時（晚上 9 點至 11 點）是三焦經經氣最盛的時辰。在古時候，此時人們已經停止活動，準備睡覺了，所以叫「人定」時分，是指人一天 12 時辰中的最後一個時辰。現代研究也表明，從晚上 9 點開始，是人體細胞休養生息、推陳出新的時間。

中醫認為天地、陰陽、萬物之間都存在聯繫的整體，需要相互配合，才能達到和諧。亥時是人體陰陽和合的時段，在此時可通百脈，是進行夫妻性生活的最佳時段。中醫雖然講究保精忌色，房事不能過度；但是在身體健康的情況下，和諧的性生活會令人身心歡愉、激發生機。在這樣一團祥和的氣氛下，若在此時受孕，可以說是受孕的絕佳時間。

在刺激三焦經上，可以用刮痧板對三焦經進行輕輕的刮拭，速度不宜快；或用拍痧的方法進行，有微微發燙即可。這樣不僅可以調節全身體液的循環，增強免疫力，還能刺激大腦皮質，放鬆神經，改善頭痛、目痛、出汗等。

刮痧常用要穴

經絡	穴名	位置	主治
手太陰肺經	中府	位於胸外側，雲門下 1 寸，平第一肋間隙處，距前正中線 6 寸	咳嗽，氣喘，肺脹滿，胸痛，肩背痛
	雲門	位於胸外側部，肩胛骨喙突上方，鎖骨下窩凹陷處，距前正中線 6 寸	咳嗽，氣喘，胸痛，肩背痛，胸中煩痛
	尺澤	位於肘橫紋中，肱二頭肌腱橈側凹陷處	咳嗽，氣喘，咳血，潮熱，胸部脹滿，咽喉腫痛，小兒驚風，吐瀉，肘臂攣痛
	孔最	位於前臂掌面橈側，當尺澤與太淵連線上，腕橫紋上 7 寸處	咳嗽，氣喘，咳血，咽喉腫痛，肘臂攣病，痔疾
	列缺	位於前臂橈側緣，橈骨莖突上方，腕橫紋上 1.5 寸，當肱橈肌與拇長展肌腱之間	傷風，頭痛，項強，咳嗽，氣喘，咽喉腫痛，口眼歪斜，齒痛
	太淵	位於腕掌側橫紋橈側，橈動脈搏動處	咳嗽，氣喘，咳血，胸痛，咽喉腫痛，腕臂痛，無脈症
	魚際	在手拇指本節（第 1 掌指關節）後凹陷處，約當第 1 掌骨中點橈側，赤白肉際處	咳嗽，咳血，咽喉腫痛，失音，發熱
	少商	在手拇指末節橈側，距指甲角 0.1 寸	咽喉腫痛，咳嗽，鼻出血，發熱，昏迷，癲狂
手太陰肺經	合谷	位於手背，第 1、2 掌骨間，當第 2 掌骨橈側的中點處	頭痛，目赤腫痛，鼻出血，齒痛，牙關緊閉，耳聾，痄腮，咽喉腫痛，多汗，腹痛，便秘，經閉，滯產
	陽谿	位於腕背橫紋橈側，手拇指向上翹時，當拇短伸肌腱與拇長伸肌腱之間的凹陷中	頭痛，目赤腫痛，耳聾，耳鳴，齒痛，咽喉腫痛，手腕痛

經絡	穴名	位置	主治
手陽明大腸經	偏歷	屈肘，位於前臂背面橈側，當陽谿與曲池連線上　，腕橫紋上3寸處	目赤，耳鳴，鼻出血，喉痛，手臂酸痛，水腫
	手三里	位於前臂背面橈側，當陽谿與曲池連線上，肘橫紋下2寸處	齒痛頰腫，上肢不遂，腹痛，腹瀉
	曲池	位於肘橫紋外側端，屈肘，當尺澤與肱骨外上髁連線中點	咽喉腫痛，齒痛，目赤痛，瘰癧，癮疹，熱病上肢不遂，手臂腫痛，腹痛吐瀉，高血壓，癲狂
	肘髎	位於臂外側，屈肘，曲池上方1寸，當肱骨邊緣處	肘臂部痠痛，麻木，攣急
	臂臑	位於臂外側，三角肌止點處，當曲池與肩髃連線上，曲池上7寸處	肩臂痛，頸項拘攣，瘰癧，目疾
	肩髃	位於臂外側，三角肌上，臂外展，或向前平伸時，當肩峰前下方向凹陷處	肩臂攣痛不遂，癮疹，瘰病
	巨骨	位於肩上部，當鎖骨肩峰端與肩胛岡之間凹陷處	肩臂攣痛不遂，瘰癧，癭氣
	口禾髎	位於上唇部，鼻孔外緣直下，平水溝穴	鼻塞，鼻出血，口歪，口噤
	迎香	位於鼻翼外緣中點旁，當鼻唇溝中間	鼻塞，鼻出血，口歪，面癢，膽道蛔蟲症
足陽明胃經	承泣	位於面部，瞳孔直下，當眼球與眶下緣之間	目赤腫痛，流淚，夜盲，眼瞼瞤動，口眼歪斜
	四白	位於面部，瞳孔直下，當眶下孔凹陷處	目赤痛癢，目翳，眼瞼瞤動，口眼歪斜，頭痛眩暈
	巨髎	位於面部，瞳孔直下，平鼻翼下緣處，當鼻唇溝外側	口眼歪斜，眼瞼瞤動，鼻出血，齒痛，唇頰腫
	地倉	位於面部，口角外側，上直對瞳孔	口歪，流涎，眼瞼瞤動
	頰車	位於面頰部，下頜角前上方約1橫指（中指），當咀嚼時咬肌隆起，按之凹陷處	口歪，口噤，頰腫，齒痛
	下關	位於面部耳前方，當顴弓與下頜切跡所形成的凹陷中	耳聾，耳鳴，聤耳，齒痛，口噤，口眼歪斜

續表

經絡	穴名	位置	主治
足陽明胃經	頭維	位於頭側部，當額角髮際上0.5寸，頭正中線旁4.5寸	頭痛，目眩，口痛，流淚，眼瞼瞤動
	缺盆	位於鎖骨上窩中央，距前正中線4寸	咳嗽，氣喘，咽喉腫痛，缺盆中痛，瘰癧
	乳根	位於胸部，當乳頭直下，乳房根部，當第5肋間隙，距前正中線4寸	咳嗽，氣喘，呃逆，胸痛，乳癰，乳汁少
	不容	位於上腹部，當臍中上6寸，距前正中線2寸	嘔吐，胃病，食慾不振，腹脹
	梁門	位於上腹部，當臍中上4寸，距前正中線2寸	胃痛，嘔吐，食慾不振，腹脹，泄瀉
	天樞	位於腹中部，平臍中，距臍中2寸	腹脹腸鳴，繞臍痛，便秘，泄瀉，痢疾，月經不調
	大巨	位於下腹部，當臍中下2寸，距前正中線2寸	小腹脹滿，小便不利，疝氣，遺精，早洩
	水道	位於下腹部，當臍中下3寸，距前正中線2寸	小腹脹滿，小便不利，痛經，不孕，疝氣
	歸來	位於下腹部，當臍中下4寸，距前正中線2寸	腹痛，疝氣，月經不調，白帶，陰挺
	髀關	位於大腿前面，當髂前上棘與髕底外側端的連線上，屈髖時平會陰，居縫匠肌外側凹陷處	腰痛膝冷，痿痹，腹痛
	伏兔	位於大腿前面，當髂前上棘與髕底外側端的連線上，髕底上6寸	腰痛膝冷，下肢麻痹，疝氣，腳氣
	陰市	位於大腿前面，當髂前上棘與髕底端的連線上，髕底上3寸	腿膝痿痹，屈伸不利，疝氣，腹脹腹痛
	梁丘	屈膝，位於大腿前面，當髂前上棘與髕底外側端的連線上，髕底上2寸	膝腫痛，下肢不遂，胃痛，乳癰，血尿
	足三里	位於小腿前外側，當犢鼻下3寸，距脛骨前緣一橫指	胃痛，嘔吐，噎膈，腹脹，泄瀉，痢疾，便秘，乳癰，腸癰，下肢痹痛，水腫，癲狂，腳氣
	上巨虛	位於小腿前外側，當犢鼻下6寸，距脛骨前緣一橫指	腸鳴，腹痛，泄瀉，便秘，腸癰，下肢痿痹，腳氣

續表

經絡	穴名	位置	主治
足陽明胃經	豐隆	位於小腿前外側，當外踝尖上8寸，條口外，距脛骨前緣二橫指	頭痛，眩暈，痰多咳嗽，嘔吐，便秘，水腫，癲狂痛，下肢痿痹
	解谿	位於足背與小腿交界處的橫紋中央凹陷處，當拇長伸肌腱與趾長伸肌腱之間	頭痛，眩暈，癲狂，腹脹，便秘，下肢痿痹
	內庭	位於足背當第2、3蹠骨結合部前方凹陷處	齒痛，咽喉腫病，口歪，鼻出血，胃病吐酸，腹脹，泄瀉，痢疾，便秘，熱病，足背腫痛
足太陰脾經	公孫	位於足內側緣，當第一蹠骨基底部的前下方	胃痛，嘔吐，腹痛，泄瀉，痢疾
	商丘	位於足內踝前下方凹陷中，當舟骨結節與內踝尖連線的中點處	腹脹，泄瀉，便秘，黃疸，足踝痛
	三陰交	位於小腿內側，當足內踝尖上3寸，脛骨內側緣後方	腸鳴腹脹，泄瀉，月經不調，帶下，不孕，遺精，陽痿，遺尿，疝氣，失眠，下肢痿痹，腳氣
	地機	位於小腿內側，當內踝尖與陰陵泉的連線上，陰陵泉下3寸	腹痛，泄瀉，小便不利，水腫，月經不調，痛經，遺精
	陰陵泉	位於小腿內側，當脛骨內側踝後下方凹陷處	腹脹，泄瀉，水腫，黃疸，小便不利或失禁，膝痛
	血海	屈膝，位於大腿內側，髕底內側端上2寸，當股四頭肌內側頭的隆起處	月經不調，崩漏，經閉，癮疹，濕疹，丹毒
	衝門	位於腹股溝外側，距恥骨聯合上緣中點3.5寸，當髂外動脈搏動處的外側	腹痛，疝氣，崩漏，帶下
	大橫	位於腹中部，距臍中4寸	泄瀉，便秘，腹痛
手少陰心經	極泉	位於腋窩頂點，腋動脈搏動處	心痛，咽乾煩渴，脅肋疼痛，瘰癧，肩臂疼痛
	少海	屈肘，當肘橫紋內側端與肱骨內上髁連線的中點處	心痛，肘臂攣痛，瘰癧，頭項痛，腋脅痛
	靈道	位於前臂掌側，當尺側腕屈肌腱的橈側緣，腕橫紋上1.5寸	心痛，暴暗，肘臂攣痛

經絡	穴名	位置	主治
手少陰心經	通里	位於前臂掌側，當尺側腕屈肌腱的橈側緣，腕橫紋上1寸	心悸，怔忡，暴瘖，舌強不語，腕臂痛
	陰郄	位於前臂掌側，當尺側腕屈肌腱的橈側緣，腕橫紋上0.5寸	心痛，驚悸，骨蒸盜汗，吐血、鼻出血，暴瘖
	神門	位於腕部，腕掌側橫紋尺側端，尺側腕屈肌腱的橈側凹陷處	心病，心煩，驚悸，怔忡，健忘，失眠，癲癇，胸脅痛
手太陽小腸經	後谿	位於腋窩頂點，腋動脈搏動處	心痛，咽乾煩渴，脅肋疼痛，瘰癧，肩臂疼痛
	前谷	位於手尺側，微握拳，當小指本節（第五掌指關節）前的掌指橫紋頭赤白肉際	頭項強痛，目赤，耳聾，咽喉腫痛，腰背痛，癲癇，瘧疾，手指及肘臂攣痛
	陽谷	位於前臂掌側，當尺側腕屈肌腱的橈側緣，腕橫紋上1.5寸	心痛，暴瘖，肘臂攣痛
	養老	位於前臂背面尺側，當尺骨小頭近端橈側凹陷中	急性腰扭傷，視物模糊，前臂痛
	支正	位於前臂背面尺側，當陽谷與小海的連線上，腕背橫紋上5寸	頭痛，目眩，熱病，癲狂，項強，肘臂酸痛
	小海	位於肘內側，當尺骨鷹嘴與肱骨內上髁之間凹陷處	肘臂疼痛，癲癇
	肩貞	位於肩關節後下方，臂內收時，腋後紋頭上1寸	肩臂疼痛，瘰癧，耳鳴
	臑俞	位於肩部，當腋後紋頭直上，肩胛岡下緣凹陷中	肩臂疼痛，瘰癧
	天宗	位於肩胛部，當岡下窩中央凹陷處，與第4胸椎相平	肩胛疼痛，氣喘，乳癰
	秉風	位於肩胛部，岡上窩中央，天宗直上，舉臂有凹陷處	肩胛疼痛，上肢酸麻
	肩外俞	位於背部，當第1胸椎棘突下，旁開3寸	肩背疼痛，頸項強急
	顴髎	位於面部，當目外眥直下，顴骨下緣凹陷處	口眼歪斜，眼瞼瞤動，齒痛，頰腫
	聽宮	位於面部，耳屏前，下頜骨髁狀突的後方，張口時呈凹陷處	耳鳴，耳聾，聤耳，齒痛，癲癇

續表

經絡	穴名	位置	主治
足太陽膀胱經	睛明	位於面部，目內眥角稍上方凹陷處	目赤腫痛，流淚，視物不明，目眩，近視，夜盲，色盲
	攢竹	位於面部，當眉頭陷中，眶上切跡處	頭痛，口眼歪斜，目視不明，流淚，目赤腫痛，眼瞼瞤動，眉棱骨痛，眼瞼下垂
	承光	位於頭部，當前髮際正中直上2.5寸，旁開1.5寸	頭痛，目眩，鼻塞，熱病
	天柱	位於項部大筋（斜方肌）外緣之後髮際凹陷中，約當後髮際正中旁開1.3寸	頭痛，項強，鼻塞，癲癇，肩背病，熱病
	大杼	位於背部，當第1胸椎棘突下，旁開1.5寸	咳嗽，發熱，項強，肩背痛
	風門	位於背部，第2胸棘突下，旁開1.5寸	傷風，咳嗽，發熱頭痛，項強，胸背痛
	肺俞	位於背部，第3胸椎棘突下，旁開1.5寸	咳嗽，氣喘，吐血，骨蒸，潮熱，盜汗，鼻塞
	厥陰俞	位於背部，當第4胸椎棘突下，旁開1.5寸	咳嗽，心痛，胸悶，嘔吐
	心俞	位於背部，當第5胸椎棘突下，旁開1.5寸	心痛，驚悸，咳嗽，吐血，失眠，健忘，盜汗，夢遺，癲癇
	督俞	位於背部，當第6胸椎棘突下，旁開1.5寸	心痛，胸悶，腹痛，寒熱，氣喘
	膈俞	位於背部，當第7胸椎棘突下，旁開1.5寸	嘔吐，呃逆，氣喘，咳嗽，吐血，潮熱，盜汗
	肝俞	位於背部，當第9胸椎棘突下，旁開1.5寸	黃疸，脅痛，吐血，目赤，目眩，雀目，癲癇，脊背痛
	膽俞	位於背部，第10胸椎棘突下，旁開1.5寸	黃疸，口苦，肋痛，肺癆，潮熱
	脾俞	位於背部，第11胸椎棘突下，左右旁開兩指寬處	腹脹，黃疸，嘔吐，泄瀉，痢疾，便血，水腫，背痛
	胃俞	位於背部，第12胸椎棘突下，旁開1.5寸	胸脅痛，胃脘痛，嘔吐，腹脹，腸鳴
	三焦俞	位於腰部，第2腰椎棘突下，旁開1.5寸	腸鳴，腹脹，嘔吐，泄瀉，痢疾，水腫，腰背強痛

續表

經絡	穴名	位置	主治
足太陽膀胱經	腎俞	位於腰部，第2腰椎棘突下，旁開1.5寸	遺尿，遺精，陽痿，月經不調，白帶，水腫，耳鳴，耳聾，腰痛
	氣海俞	位於腰部，第3腰椎棘突下，旁開1.5寸	腸鳴，腹脹，痔漏，痛經，腰痛
	大腸俞	位於腰部，第4腰棘突下，旁開1.5寸	腹脹，泄瀉，便秘，腰痛
	關元俞	位於腰部，當第5腰椎棘突下，旁開1.5寸	腹脹，泄瀉，小便頻數或不利，遺尿，腰痛
	小腸俞	位於骶部，當骶正中嵴旁開1.5寸，平第1骶後孔	遺精，遺尿，尿血，白帶，小腹脹痛，泄瀉，痢疾，疝氣，腰腿疼
	膀胱俞	位於骶部，當骶正中嵴旁開1.5寸處，平第2骶後孔	小便不利，遺尿，泄瀉，便秘，腰脊強痛
	上髎	位於骶部，當髂後上棘與中線之間，適對第1骶後孔處	大小便不利，月經不調，帶下，陰挺，遺精，陽痿，腰痛
	次髎	位於骶部，當髂後上棘內下方，適對第2骶後孔處	疝氣，月經不調，痛經，帶下，小便不利，遺精，腰痛，下肢痿痹
	中髎	位於骶部，當次髎內下方，適對第3骶後孔處	便秘，泄瀉，小便不利，月經不調，帶下，腰痛
	下髎	位於骶部，當在骶部，當中髎內下方，適對第4骶後孔處	腹痛，便秘，小便不利，帶下，腰痛
	承扶	位於大腿後面，臀下橫紋的中點	腰骶臀股部疼痛，痔疾
	殷門	位於大腿後面，承扶與委中的連線上，承扶下6寸	腰痛，下肢痿痹
	委陽	位於膕橫紋外側端，當股二頭肌腱的內側	腹滿，小便不利，腰脊強痛，腿足攣痛
	委中	位於膕橫紋中點，當股二頭肌腱與半腱肌肌腱的中間	腰痛，下肢痿痹，腹痛，吐瀉，小便不利，遺尿，丹毒
	膏肓	位於背部，當第4胸椎棘突下，旁開3寸處	咳嗽，氣喘，肺癆，健忘，遺精，完穀不化
	神堂	位於背部，當第5胸椎棘突下，旁開3寸	咳嗽，氣喘，胸悶，脊背強病

續表

經絡	穴名	位置	主治
足太陽膀胱經	意舍	位於背部，當第 11 胸椎棘突下，旁開 3 寸	腹脹，腸鳴，嘔吐，泄瀉
	胃倉	位於背部，當第 12 胸椎棘突下，旁開 3 寸	胃脘痛，腹脹，小兒食積，水腫，背脊痛
	肓門	位於腰部，當第 1 腰椎棘突下，旁開 3 寸	腹痛，便秘，痞塊，乳疾
	志室	位於腰部，當第 2 腰椎棘突下，旁開 3 寸	遺精，陽痿，小便不利，水腫，腰脊強痛
	軼邊	位於臀部，平第 4 骶後孔，骶正中嵴旁開 3 寸	小便不利，便秘，痔疾，腰骶痛，下肢痿痹
	承山	微微施力墊起腳尖，小腿後側肌肉浮起的尾端	痔疾，腳氣，便秘，腰腿拘急疼痛
	飛揚	位於小腿後面，外踝後，崑崙直上 7 寸，承山穴外下方 1 寸處	頭痛，目眩，腰腿疼痛，痔疾
	跗陽	位於小腿後區，外踝後，崑崙穴直上 3 寸處	頭痛，腰骶痛，下肢痿痹，外踝腫痛
	崑崙	位於外踝後方，當外踝尖與跟腱之間的凹陷處	頭痛，項強，目眩，癲癇，難產，腰骶疼痛，腳跟腫痛
	申脈	位於足外踝尖直下，外踝下緣凹陷處	頭痛，眩暈，癲癇，腰腿酸痛，目赤痛，失眠
足少陰腎經	湧泉	位於足底部，捲足時足前部凹陷處	頭頂痛，頭暈，眼花，咽喉痛，舌乾，小便不利，大便難，足心熱，暈厥
	然谷	位於足內側，舟骨粗隆下方，赤白肉際處	月經不調，陰癢，遺精，陽痿，小便不利，胸脅脹痛，心肌炎，足跗痛
	太谿	位於足內側，內踝後方，當內踝尖與跟腱之間的凹陷處	頭痛目眩，咽喉腫痛，牙痛，咳嗽，月經不調，遺精，陽痿，內踝腫痛
	大鐘	位於足內側，內踝後下方，當跟腱附著部的內側前方凹陷處	神經衰弱，尿瀦留，淋病，哮喘，咽痛，口腔炎，便秘，瘧疾
	照海	位於足內側，內踝尖下 1 寸，內踝下緣邊際凹陷中	失眠，驚恐不寧，目赤腫痛，月經不調，痛經，陰挺，陰癢，小便頻數

經絡	穴名	位置	主治
手厥陰心包經	復溜	位於小腿內側，內踝尖上2寸，跟腱的前方	水腫，腹脹，腹瀉，腎炎，尿路感染，白帶過多
	陰谷	位於膕窩內側，屈膝時，當半腱肌肌腱與半膜肌肌腱之間	陽痿，疝痛，月經不調，小便難，陰中痛，癲狂，膝股內側痛
	橫骨	位於下腹部，當臍中下5寸，前正中線旁開0.5寸	少腹痛，遺精，陽痿，遺尿，小便不通，尿道炎，膀胱炎，盆腔炎
	曲澤	位於肘前區，肘橫紋上，當肱二頭肌腱的尺側緣凹陷中	心痛，胃疼，嘔吐，煩躁，肘臂痛，上肢顫動，咳嗽
	郄門	位於前臂掌側，掌長肌腱與橈側腕屈肌腱之間，腕橫紋上5寸	心痛，心悸，胸痛，心煩，咳血，嘔血，胸膜炎
	間使	位於前臂掌側，當曲澤與大陵的連線上，腕橫紋上3寸，掌長肌腱與橈側腕屈肌腱之間	心痛，心悸，胃痛，嘔吐，熱病，煩躁，瘧疾，癲狂，癇證，腋腫，肘攣，臂痛
	內關	位於前臂掌側，腕遠端橫紋上2寸，掌長肌腱與橈側腕屈肌腱之間	心痛，心悸，胸痛，胃痛，嘔吐，呃逆，肘臂攣痛
	勞宮	位於掌區，橫平第3掌指關節近端，第2、3掌骨之間偏於第3掌骨	腦中風昏迷，中暑，心痛，口瘡，口臭，鵝掌風
手少陽三焦經	關衝	位於手指，第四指末節尺側，距指甲角0.1寸	頭痛，目赤，耳聾，耳鳴，喉炎，舌強，熱病，心煩
	液門	位於手背部，當第4、5指間，指蹼緣後方赤白肉際處	頭痛，目赤，耳痛，耳鳴，耳聾，喉炎，手臂痛
	陽池	位於腕背橫紋中，當指總伸肌腱的尺側緣凹陷處	腕痛，肩臂痛，耳聾，咽喉炎，妊娠嘔吐，糖尿病
	外關	位於前臂背側，當陽池與肘尖的連線上，腕背橫紋上2寸	頭痛，頰痛，耳鳴，目赤腫痛，脅痛，肩背痛，手指疼痛
	支溝	位於前臂背側，腕背橫紋上3寸，尺骨與橈骨之間	耳聾，耳鳴，肩背酸痛，脅肋痛，嘔吐，習慣性便秘，熱病
	天井	位於臂外側，屈肘時，當肘尖直上1寸凹陷處	偏頭痛，脅肋，頸項，肩臂痛，耳聾，麥粒腫，淋巴結核
	肩髎	位於肩部，當臂外展時，於肩峰後下方呈現凹陷處	臂痛，肩重不能舉，肩周炎

續表

經絡	穴名	位置	主治
	角孫	位於頭部，折耳郭向前，當耳尖直上入髮際處	耳部腫痛，目赤腫痛，齒痛，唇燥，頭痛
足少陽膽經	瞳子髎	位於面部，目外眥旁 0.5 寸處，當眶外側緣處	頭痛，目赤，目痛，眼內障，怕光，迎風流淚，近視，結膜炎，角膜炎
	聽會	位於面部，當屏間切跡的前方，下頜骨髁突的後緣，張口有凹陷處	耳鳴，耳聾，中耳炎，口眼歪斜，牙痛，三叉神經痛
	上關	位於耳前，下關直上，當顴弓的上緣凹陷處	頭痛，耳鳴，耳聾，中耳炎，面癱，齒痛，小兒驚風，口眼歪斜
	率谷	在頭部，當耳尖直上入髮際 1.5 寸	偏頭痛，目眩，耳鳴，胃炎，嘔吐，驚癇，面癱
	頭竅陰	位於耳後乳突的後上方，當天衝與完骨的中 1/3 與下 1/3 交點處	頭痛，三叉神經痛，腦膜炎，眩暈，耳鳴，耳聾
	陽白	位於前額部，瞳孔直上，眉毛上方 1 寸處	頭痛，眩暈，面癱，近視，沙眼，角膜炎，視物模糊，夜盲症
	頭臨泣	位於頭部，當瞳孔直上入前髮際 0.5 寸	頭痛，目眩，目赤腫痛，流淚，目翳，鼻炎
	風池	位於項部，在枕骨之下，胸鎖乳突肌與斜方肌上端之間的凹陷處	頭痛，眩暈，頸痛，落枕，目赤痛，耳聾，腦中風，口眼歪斜，瘧疾，熱病，感冒
	肩井	位於肩部，在大椎穴與肩峰連線中點，肩部最高處	肩部酸痛，肩周炎，頭重腳輕，眼睛疲勞，耳鳴，高血壓，腦中風，落枕
	日月	位於上腹部，當乳頭直下，第 7 肋間隙，前正中線旁開 4 寸	黃疸，胸脅痛，胃痛，嘔吐，肝炎，膽囊炎
	京門	位於腰部側端，第 12 肋游離端下方凹陷處，章門穴後 1.8 寸處	腎炎，腹脹，小腹痛，水腫，腰痛，腸鳴，小便不利，泄瀉，腰脊痛
	居髎	位於髖部，當髂前上棘與股骨大轉子最凸點連線的中點處	疝氣，闌尾炎，胃痛，睾丸炎，腎炎，膀胱炎，腰痛，下肢痿痹
	環跳	位於臀部，側臥屈股，股骨大轉子最高點與骶管裂孔連線的外 1/3 與中 1/3 交點處	下肢麻痹，坐骨神經痛，半身不遂，腰腿痛，腳氣，感冒，風疹

續表

經絡	穴名	位置	主治
足少陽膽經	風市	在大腿外側部的中線上，當膕橫紋水平線上 7 寸	半身不遂，下肢痿痹腰腿疼痛，坐骨神經痛，頭痛，偏癱，腳氣
	中瀆	位於大腿外側，橫紋上 5 寸，股外側肌與股二頭肌之間	腓腸肌痙攣，下肢痿痹，麻木，半身不遂，坐骨神經痛，腦中風後遺症
	膝陽關	位於膝部外側，當股骨外上髁上方的凹陷處	膝關節炎，下肢癱瘓，小腿麻木，坐骨神經痛，腳氣，嘔吐
	陽陵泉	位於小腿外側，腓骨小頭前下方的凹陷中	半身不遂，下肢痿痹，膝關節炎，高血壓，嘔吐，黃疸，小兒驚風，破傷風
	光明	位於小腿外側，當外踝尖上 5 寸，腓骨前緣	目痛，夜盲，青光眼，目視不明，白內障，視神經萎縮，膝痛，下肢痿痹
	陽輔	位於小腿外側，當外踝尖上 4 寸，腓骨前緣稍前方	偏頭痛，半身不遂，下肢麻痹，腰痛，膝關節炎，口苦，扁桃體炎
	懸鐘	位於小腿外側，外踝尖上 3 寸處，腓骨前緣	頭痛，腰痛，胸腹脹滿，半身不遂，腳氣，高血脂症，高血壓，頸椎病
	丘墟	位於足外踝前下方，趾長伸肌腱的外側凹陷處	頭痛，瘧疾，疝氣，目赤腫痛，膽囊炎，腦中風偏癱，下肢痿痹
足厥陰肝經	行間	位於足背側，當第 1、2 趾間，趾蹼緣的後方赤白肉際處	目赤腫痛，失眠，神經衰弱，月經不調，痛經，小便不利，尿痛，腹脹
	太衝	位於足背側，當第 1、2 蹠骨間隙的後方凹陷處	頭痛，眩暈，月經不調，癲癇，脅痛，腹脹，黃疸，目赤腫痛，足跗腫
	中封	位於足背側，當足內踝前，脛骨前肌腱的內側凹陷處	陰莖痛，遺精，小便不利，疝氣，黃疸，胸腹脹滿，腰痛，足冷，內踝腫痛
	蠡溝	位於小腿內側，當足內踝尖上 5 寸，脛骨內側面的中央	月經不調，赤白帶下，陰癢，疝氣，小便不利，腰背拘急不可俯仰，脛部酸痛
	曲泉	位於膝部，膕橫紋內側端，半腱肌、半膜肌止端的前緣凹陷處	月經不調，痛經，帶下，陰挺，陰癢，產後腹痛等婦科症病，小腹痛，排尿困難，遺精，陽痿，疝氣

續表

經絡	穴名	位置	主治
足厥陰肝經	陰廉	位於大腿內側根部，當氣衝穴直下 2 寸，恥骨結節的下方，長收肌的外緣	月經不調，赤白帶下，少腹疼痛，股內側痛，下肢攣急
	章門	位於側腹部，當第 11 肋游離端的下方	腹痛，腹脹，泄瀉，脅痛，黃疸，消化不良，胃痙攣，胸瘀悶
	期門	位於胸部，乳頭直下，第 6 肋間隙，前正中線旁開 4 寸	胸脅脹滿疼痛，嘔吐，腹脹，泄瀉，饑不欲食，胸中熱，喘咳，肝炎，肝腫大
經外奇穴	太陽	位於面部，眉梢與目外眥之間，向後約一橫指的凹陷處	頭痛，目赤腫痛，口眼歪斜，牙痛，三叉神經痛，視神經萎縮
	印堂	位於人體額部，兩眉頭的正中	頭痛，頭暈，鼻塞，鼻炎，高血壓，失眠，神經衰弱，癡呆
	四神聰	位於頭頂部，百會穴前後左右各開 1 寸，共四穴	頭痛，失眠，高血壓，神經衰弱，小兒多動症，癲癇
	上迎香	位於面部，當鼻翼軟骨與鼻甲的交界處，近鼻唇溝上端	頭痛，感冒，鼻塞，鼻息肉，過敏性鼻炎，鼻竇炎，鼻出血，頭面疔瘡，口眼歪斜
	翳明	取正坐位，頭略微前傾在翳風穴後 1 寸處取穴	近視，遠視，青光眼，白內障，視神經萎縮，耳鳴，失眠，精神分裂症
	子宮穴	位於下腹部，當臍中下 4 寸，中極旁開 3 寸	月經不調，痛經，子宮下垂，附件炎，子宮內膜炎，婦女不孕症
	闌尾	位於小腿部，當外膝眼下 5 寸脛骨前緣旁開一橫指	闌尾炎，腸炎，消化不良，腹痛，吐瀉，下肢麻痹
	魚腰	在眉毛正中，眼平視，下對瞳孔處	近視，急性結膜炎，眼肌麻痹，面神經麻痹，眶上神經病督脈
督脈	腰俞	位於骶部，後正中線上，骶管裂孔處	遺精，痔疾，腹瀉，腰脊強痛，便秘，脫肛，月經不調，下肢痿痹
	腰陽關	位於腰部，後正中線上，第 4 腰椎棘突下凹陷中	腰痛，腰骶痛，坐骨神經痛，膀胱炎，盆腔炎，遺精，陽痿，下肢痿痹
	命門	位於腰部，後正中線上，第 2 腰椎棘突下凹陷中	腰痛，前列腺炎，陽痿，遺精，早洩，痤瘡，老年斑

續表

經絡	穴名	位置	主治
督脈	懸樞	位於腰部，後正中線上，第1腰椎棘突下凹陷中	腰痛，腹痛，腹瀉，痢疾，痔瘡，脫肛
	中樞	位於背部，後正中線上，第10胸椎棘突下凹陷處	腰背疼痛，胃痛，食慾不振，腹滿，黃疸，嘔吐
	筋縮	位於背部，後正中線上，第9胸椎棘突下凹陷處	癲癇，神經衰弱，瘈症，腰背疼痛，脊強，黃疸
	至陽	位於背部，後正中線上，第7胸椎棘突下凹陷處	黃疸，咳嗽，氣喘，胃痙攣，膽囊炎，瘧疾，熱病
	神道	位於背部，後正中線上，第5胸椎棘突下凹陷處	心悸，肩背疼痛，咳喘，增生性脊椎炎，神經衰弱，瘧疾
	身柱	位於背部，當後正中線上，第3胸椎棘突下凹陷中	頭痛，感冒，咳嗽，氣喘，支氣管炎，肺炎，驚厥，疔瘡
	陶道	位於背部，當後正中線上，第1胸椎棘突下凹陷中	頭痛，胸痛，脊背酸痛，惡寒發熱，咳嗽，氣喘，瘧疾，角弓反張
	大椎	位於頸部，後正中線上，第7頸椎棘突下凹陷中	頭痛，熱病，感冒，咳嗽，肺炎，落枕，頸椎病，蕁麻疹，小兒麻痺後遺症
	啞門	位於項部，當後髮際正中直上0.5寸，第1頸椎棘突下	頭痛，腦中風，頸痛，舌強不語，癲癇
	風府	位於後正中線上，後髮際正中直上1寸處	頭痛，眩暈，咽喉腫痛，腦中風，失眠，高血壓
	百會	位於人體的頭頂正中央，後髮際正中之上7寸處	頭痛，眩暈，腦中風，老年癡呆，精神分裂症，失眠，高血壓
	上星	前髮際正中直上1寸處	頭痛，目赤腫痛，眩暈，鼻出血，瘧疾，小兒驚風，神經衰弱
	神庭	前髮際正中直上0.5寸處	失眠，頭痛，頭暈目眩，目赤腫痛，結膜炎，鼻炎，精神分裂症
	素髎	位於面部，鼻尖正中央處	鼻塞，鼻出血，喘息，驚厥，新生兒窒息
	人中	位於面部中線，鼻下1/3處	腦中風，中暑，虛脫，昏迷，高血壓，牙痛，消渴，黃疸

續表

經絡	穴名	位置	主治
任脈	曲骨	位於下腹部，肚臍下5寸，恥骨聯合上緣中點處	小便不利，遺尿，遺精，陽痿，陰囊濕疹，腎炎，膀胱炎，月經不調，痛經，帶下，陰癢，盆腔炎
	中極	位於下腹部，前正中線上，當臍中下4寸	小便不利，陽痿，早洩，遺精，膀胱炎，精力不濟，月經不調，痛經
	關元	位於下腹部，前正中線上，當臍中下3寸	遺精，陽痿，遺尿，尿瀦留，蕁麻疹，痛經，失眠，痢疾，脫肛
	氣海	位於下腹部，前正中線上，當臍中下1.5寸	腦中風，下腹疼痛，四肢無力，大便不通，遺尿，氣喘，腸炎
	神闕	取仰臥位，位於肚臍眼中央處	腹痛，臍周痛，四肢冰冷，脫肛，便秘，小便不利
	水分	位於上腹部，前正中線上，當臍中上1寸	腹脹，腹痛，胃炎，反胃，胃下垂，腸炎，泄瀉
	下脘	位於上腹部，前正中線上，當臍中上2寸	胃痛，嘔吐，呃逆，腹脹，飲食不化，胃潰瘍
	中脘	位於人體上腹部，前正中線上，當臍中上4寸	腹脹，嘔吐，疳積，便秘，黃疸，頭痛，失眠，驚風
	上脘	位於人體上腹部，前正中線上，當臍中上5寸	胃痛，嘔吐，腹瀉，腹脹，消化不良，水腫，納呆，癲癇
	巨闕	位於人體上腹部，前正中線上，當臍中上6寸	胸痛，心痛，癲癇、胃下垂，嘔吐，腹瀉，黃疸，健忘
	鳩尾	位於肚臍上7寸，胸骨劍突下0.5寸處	心痛，心悸，癲癇，驚狂，手腳冰冷，腹脹，咳嗽，氣喘，癔症
	膻中	位於前正中線上，兩乳頭連線的中點	胸痛，腹痛，呼吸困難，咳嗽，心悸，心絞痛，乳腺炎
	璇璣	位於胸部，當前正中線上，胸骨上窩中央下1寸處	咳嗽，氣喘，胸痛，咽喉腫痛，扁桃體炎，喉炎，氣管炎
	天突	位於頸部，前正中線上，胸骨上窩中央	胸痛，咳嗽，打嗝，哮喘，咽喉腫痛，喉炎，扁桃體炎，癭氣
	廉泉	位於頸部，前正中線上，結喉上方，舌骨上緣的凹陷處	舌下腫痛，舌強不語，腦中風失語，口瘡，聾啞，咳嗽，哮喘，消渴

第三章

刮一刮，
常見疾病不煩惱

隨著生活節奏日益加快，工作壓力逐漸增大，導致現代人身體或多或少都有點小毛病。如果對這種狀況長期視而不見，任其發展，久而久之，則小病成大疾，將積重難返。熟悉、掌握一些刮痧手法，對現代人防病治病極為有益。

西醫認為，感冒是由病毒、細菌、真菌感染引起的急性上呼吸道炎症。而中醫認為，感冒是人體在正氣虛弱的時候感受風、寒、暑、濕、熱等外邪，從而產生的一種病症。一年四季皆可發生。

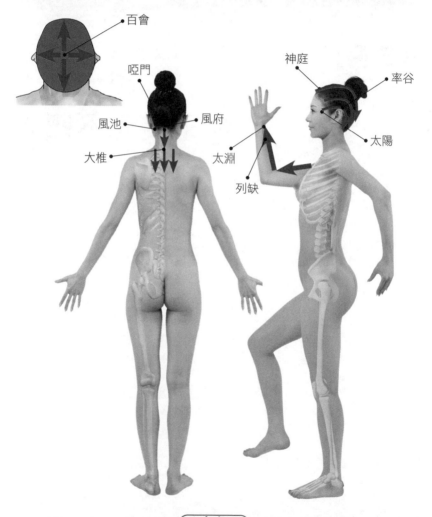

百會

啞門

風池　　風府

大椎　　　　太淵

神庭　　　率谷

太陽

列缺

臨床表現

鼻塞，流涕，噴嚏，惡寒，發熱，頭痛，周身不適等。

刮痧基本步驟

刮痧體位：坐位與俯臥位。

刮痧的部位：頭部、背部、腿部。

刮痧的主要穴位：百會、太陽、風池、風府、神庭、大椎、列缺、太淵。

刮痧基本操作

1. 以百會為中心，向四周發散式刮拭，每面 10～20 次。

2. 局部點揉太陽，然後從太陽作一條曲線，從太陽到耳上緣經過率谷刮拭至風池，可分為兩段刮拭，每段 10～20 次。

3. 以百會為起點，前頭部以神庭以及兩側的頭維為終點，後頭部以風府與兩側的風池為終點，在這六條線上刮拭，每段 10～20 次。

4. 用刮痧板的角部壓揉頭部重要腧穴百會、太陽、風池、風府，每穴 1～2 分鐘。

5. 刮頸部中線，從啞門至大椎，15～20 次，然後重點壓揉大椎。

6. 沿著背部的督脈，從大椎到身柱進行刮拭，然後同樣的距離刮拭督脈旁邊的膀胱經，每段 20～30 次。

7. 刮上肢的肺經，10～20 次。重點壓揉肺經上的列缺、太淵，每穴 1～2 分鐘。

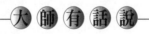

大師有話說

　　輕患感冒的主要原因是免疫力低下，一旦感冒發作，最好是好好休息一兩天，保持充足的睡眠，每天睡眠時間在 8 小時左右。要補充維生素 C，但是要注意不可過量。如果環境太過於乾燥，也會對感冒產生影響。要保持空氣清新，使鼻腔呼吸舒服，有利於感冒的恢復。多喝水，保持充足的水分。

頭　痛

時常處於緊張狀態的人遭受頭痛的概率比較大，造成頭痛的原因大多有睡眠不足、空氣流通不暢、壓力較大、緊張焦慮、疲勞過度或感冒等。當頭痛來臨時，按壓頭痛發射區即有助於緩解。

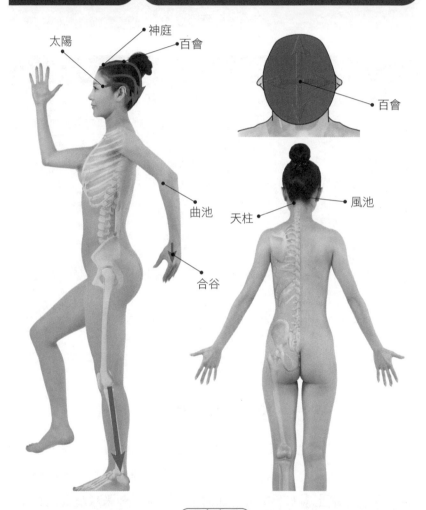

太陽　神庭　百會

百會

曲池　天柱　風池

合谷

〖臨床表現〗

　　頭部出現脹、悶及撕裂樣、點擊樣或針刺樣疼痛，部分患者有血管搏動感以及噁心、嘔吐、頭暈等症狀。

刮痧基本步驟

刮痧體位：坐位和俯臥位。

刮痧的部位：頭部、背部、下肢部。

刮痧的主要穴位：百會、太陽、風池、曲池、合谷。

刮痧基本操作

1. 刮頭正中線，從神庭，經過百會，到達天柱。可分成兩段刮：神庭到百會，百會到天柱。

2. 局部刮拭太陽，然後從太陽作一條曲線，從耳上緣刮拭至風池，可分兩段進行，每段 10 ～ 20 次。

3. 從頭維刮拭至風府，可分成兩段刮，頭維至與百會相平的位置，然後再刮拭後半段，每段 10 ～ 20 次。

4. 以百會為中心，向周圍放散式刮拭，每面 10 ～ 20 次。

5. 用刮痧板尖角點按曲池，每側 15 ～ 20 次，至皮膚潮紅。

6. 經過合谷，大腸經在掌骨區的經絡，每側 10 ～ 20 次。

7. 刮拭下肢小腿部的膽經循行區域，每側 10 ～ 20 次。

8. 刮拭腳背部的肝經循行區域，每側 10 ～ 20 次。

大師有話說

　　輕度頭痛，一般不用休息，可服用止痛藥，如去痛片等；如有劇烈頭痛，必須臥床休息。頭痛時間長、療效不佳者，一定要去醫院接受醫生的診治，切勿延誤病情。

　　注意生活規律，避免過度疲勞、壓力過大，避免造成亞健康狀態。忌菸酒，忌食咖啡、巧克力及辛辣等熱性刺激性食品。

咳 嗽

咳嗽是呼吸系統疾病的主要症狀，以咳嗽、咯痰為主要表現的疾病。中醫認為咳嗽是因外感六淫影響於肺所致的有聲有痰之症。西醫上咳嗽的原因有上呼吸道感染、支氣管炎、肺炎、喉炎等。

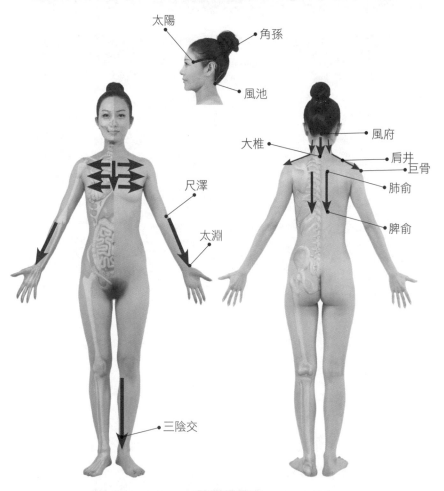

太陽　　角孫　　風池

大椎　　風府　　肩井　巨骨　肺俞　脾俞

尺澤　　太淵

三陰交

臨床表現

喉癢欲咳；喉間有痰聲，似水笛哮鳴聲，易咳出；痰多、色稀白，或痰色黃稠、量少等。

刮痧基本步驟

刮痧體位：仰臥位或俯臥位。

刮痧的部位：背部、胸部、四肢。

刮痧的主要穴位：太陽、風池、風府、大椎、肺俞、尺澤、太淵、豐隆。

刮痧基本操作

1. 局部刮拭太陽，然後從太陽作一條曲線，從耳上緣的角孫刮拭至風池，可分兩段進行，每段 10～20 次。

2. 刮拭頸部中線，從風府至大椎，然後從風池作曲線，向下經過肩井刮拭至肩峰處的巨骨，每段 15～20 次。

3. 直刮背部兩側的膀胱經循行區域，從肺俞刮到脾俞，每側 20～30 次。

4. 刮胸部的任脈，從天突下刮至劍突下，10～20 次。

5. 沿著肋骨的走向，從內向外刮拭肋間隙 10～15 次，注意避開乳頭。

6. 刮拭前臂肺經循行區域，15～20 次。

7. 用刮痧板角部壓揉尺澤和太淵，每穴 10～20 次。

8. 刮拭小腿內側的脾經，15～20 次。重點壓揉三陰交。

大師有話說

　　咳嗽往往在氣溫下降或在人們不經意的許多條件下產生，如果不及時護理就會導致咳嗽加劇，嚴重時會引起肺部疾病。咳嗽患者要少接觸刺激性氣味，如香菸、油漆、炒菜的油煙味等。飲食要清淡一點，多吃蔬菜、水果等食物。忌高脂肪、高糖、辛辣、油煎的食品及白酒、咖啡等刺激性飲料。

哮 喘

哮喘是一種常見的反覆發作性疾患，以發作性喉中哮鳴有聲、呼吸困難，甚則喘息不得平臥為主要表現。寒冷季節和氣候急劇變化時發生較多，且容易反覆發作。

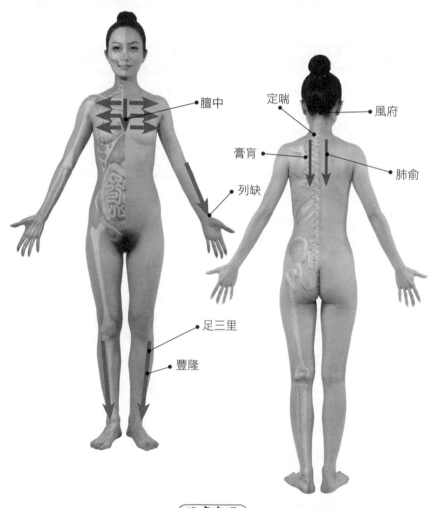

膻中
定喘
風府
膏肓
肺俞
列缺
足三里
豐隆

臨床表現

反覆發作性喘息，呼吸困難，胸悶或咳嗽。

刮痧基本步驟

刮痧體位：俯臥位與仰臥位。

刮痧的部位：背部、胸部、四肢。

刮痧的主要穴位：肺俞、膏肓、定喘、膻中、風府、列缺、足三里、豐隆。

刮痧基本操作

1. 刮拭背部兩側膀胱經，20～30次，重點刮拭肺俞和膏肓。然後刮定喘穴區域，10～20下。

2. 刮拭胸部，從天突至劍突處，10～20次，力道不宜過重。然後重點刮拭天突與膻中區域，10～20次。

3. 從內向外，沿著肋骨走行的方向進行刮拭，每個肋間隙刮10～20次，注意避開乳頭。重點在風府部位進行壓揉。

4. 刮拭前臂的肺俞循行區域，10～20次，重點刮拭尺澤與列缺。

5. 刮拭下肢外側的胃經循行路線，20～30次，重點刮拭足三里、豐隆。

大師有話說

　　哮喘多在夜間發作，因此患者的臥室既要保持一定溫度和濕度，又要保持空氣流通。

　　治療期間要注意防寒，對過敏引起的哮喘患者，應防止其與過敏原接觸。應做適當運動，以增強體質。不貪食生冷，少食辛辣肥甘食物，戒除菸酒嗜好。

眩暈

眩暈是以頭暈目眩、視物模糊為主要臨床表現的一類病症。眩，視物黑暗不明或感覺昏亂，即眼花；暈，感覺自身與周圍景物旋轉，即頭暈。二者常同時並見，故統稱為「眩暈」。

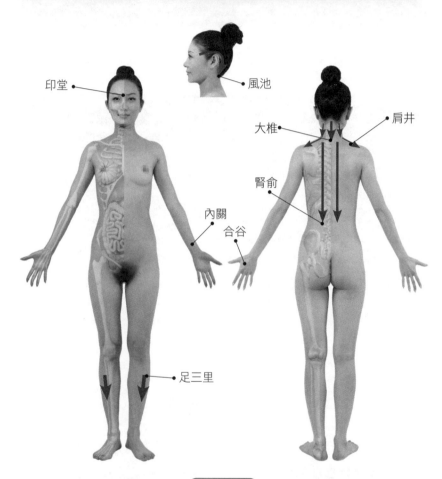

印堂

風池

大椎

肩井

腎俞

內關

合谷

足三里

臨床表現

　　輕者僅眼花，頭重腳輕，閉目即止；嚴重者如坐車、坐船，視物旋轉，甚至欲跌倒，伴有噁心、嘔吐、汗出、面色蒼白等症狀。

刮痧基本步驟

刮痧體位：坐位與俯臥位。

刮痧的部位：頸部、腰背部、四肢。

刮痧的主要穴位：印堂、風池、大椎、肩井、腎俞、合谷、內關、足三里。

刮痧基本操作

1. 刮拭前額正中線，從印堂刮至神庭，10 ～ 20 次。

2. 從太陽沿著耳上緣做弧線刮痧，至風池，力道由輕到重，最後減力輕刮，每側 20 ～ 30 次，使頭部放鬆舒適。

3. 以百會為中心，向四周發散式刮法，3 ～ 5 分鐘。然後用刮痧板角部壓揉百會、太陽、風池，每穴 10 ～ 20 次。

4. 刮頸部督脈，從風府到大椎；然後刮拭旁邊的膀胱經，從天柱到大杼；最後從風池向下經過肩井刮至肩峰。每段 20 ～ 30 次。

5. 刮背腰部，脊柱旁開 1.5 寸的膀胱經，從大杼刮至腎俞，每側 15 ～ 20 次。

6. 刮拭前部的心包經與大腸經的循行區域，每側 20 ～ 30 次，重點壓揉合谷和內關。

7. 刮小腿外側的胃經，主要從足三里到豐隆，每側 15 ～ 20 次，重點壓揉足三里。

大師有話說

　　患有眩暈的患者外出時應由家人陪伴，以防意外事件發生。平日裡患者應保持樂觀的情緒、舒坦的心情，並適當參加文娛活動，多與親朋好友及同事交往，以消除自己的緊張心理。不要登高，不要在擁擠的馬路上及江河塘水邊騎車。進低鹽飲食，並注意少飲水，不要吃得太飽，八成飽即可。

失眠

失眠包括難以入眠、不能入睡、睡眠不深、維持睡眠困難、過早或間歇性醒來。中醫認為，失眠是由於情志、飲食內傷，病後及年邁，稟賦不足，心虛膽怯等，引起心神失養或心神不安，導致經常不能獲得正常睡眠的一類病證。

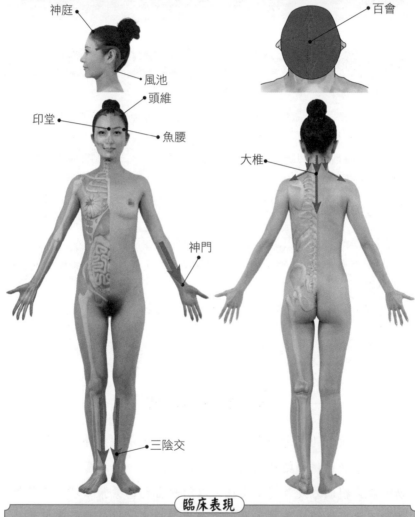

神庭

風池

頭維

印堂

魚腰

百會

大椎

神門

三陰交

臨床表現

睡眠不足，多夢早醒，醒後不易再睡，醒後有不適感，疲乏，或白天困倦。

刮痧基本步驟

刮痧體位：坐位與臥位。

刮痧的部位：頭部、背部、四肢。

刮痧的主要穴位：頭維、神庭、印堂、魚腰、風池、百會、大椎、神門、三陰交。

刮痧基本操作

1. 在前額處，分別從正中線刮向兩側的頭維，用輕手法，每側 10 ～ 20 次。用刮痧板角部輕點揉神庭、頭維、印堂、攢竹、魚腰等穴。

2. 從太陽穴附近沿著耳上緣刮拭至後面的風池處，每側 15 ～ 20 次。重點壓揉太陽與風池穴。

3. 以百會為中點，沿著四神聰的方向，向四面刮拭，每一面刮 10 ～ 20 次。用刮痧板角部壓揉百會、四神聰。

4. 刮背部的督脈，從大椎至至陽，然後刮督脈旁開 1.5 寸的膀胱經，從大杼到膈俞。每段 15 ～ 20 次。

5. 刮前臂內側的心經循行區域，重點刮拭神門，每側 10 ～ 20 次。

6. 刮小腿內側的脾經循行區域，從陰陵泉刮至三陰交，每側 10 ～ 20 次。

大師有話說

　　失眠患者不要亮著燈睡覺，光線會刺激到大腦的光感應神經。睡前不要激烈運動，不要讀情節緊張的書。睡前避免食用易產氣的食物，如豆類、大白菜、洋蔥、玉米、香蕉等。此外，還應避免食用辛辣、油膩、含咖啡因的食物。睡前勿飲酒。臨睡前用熱水泡腳，能引血下行、安定心神。

健忘

健忘是指記憶力減退、遇到事容易忘記為主要表現的一種病症。中醫歷代醫家認為本病與心、脾、腎有關，因心脾虧虛，或年老精氣不足，或是痰濁阻閉所致。常見於腦萎縮、頭部內傷、中毒等腦系疾病之中。

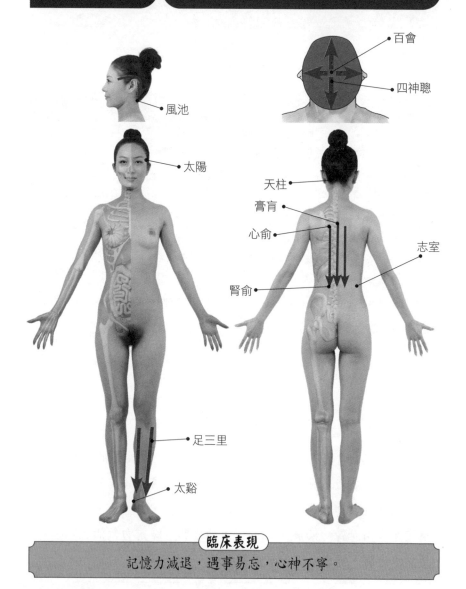

百會

四神聰

風池

太陽

天柱

膏肓

心俞

志室

腎俞

足三里

太谿

臨床表現

記憶力減退，遇事易忘，心神不寧。

刮痧基本步驟

刮痧體位：坐位與俯臥位。

刮痧的部位：頭部、腰背部、下肢。

刮痧的主要穴位：太陽、風池、百會、天柱、心俞、膏肓、志室、腎俞、足三
里、太谿。

刮痧基本操作

1. 從太陽起，沿著耳上緣刮拭至風池，力道由輕到重，再逐漸減輕，每側
   10 ～ 20 次。

2. 以百會為中心，發散式刮拭全頭，每面 15 ～ 20 次。

3. 以刮痧板的角部壓揉百會、四神聰、太陽、天柱，每穴 10 ～ 20 次。

4. 沿著膀胱經循行路線刮拭脊柱兩側，第一條側線從心俞刮拭至腎俞，第二條
   側線從膏肓刮拭至志室，每段 20 ～ 30 次。

5. 若是痰濁比較重者，在心俞、膏肓、腎俞、志室四個區域加重力度，至痧疹
   為止。腎虛者在志室、腎俞附近，力道較輕，不強求出痧。

6. 刮拭下肢外側的胃經，15 ～ 20 次。重點刮拭足三里。

7. 刮拭足踝內側腎經循行上的太谿區域，每側 10 ～ 20 次。

大師有話說

　　健忘症並不是可怕的疾病，但因為健忘而造成的抑鬱、不安
或自信心降低，卻可能帶來更大的危害。我們認識了健忘症，就
應該正確地對待它，積極地調整自己，不要讓它來困擾我們的工
作、生活。勤奮的工作和學習往往可以使人的記憶力保持良好的
狀態，對新事物要保持濃厚的興趣，敢於挑戰。

心 悸

心悸是因外感或內傷，導致氣血陰陽虧虛，心失所養；或痰飲瘀血阻滯心脈，導致心脈血流不暢。心悸發生時，患者自覺心跳快而強，自覺驚慌不安，不能自主並伴有心前區不適感。

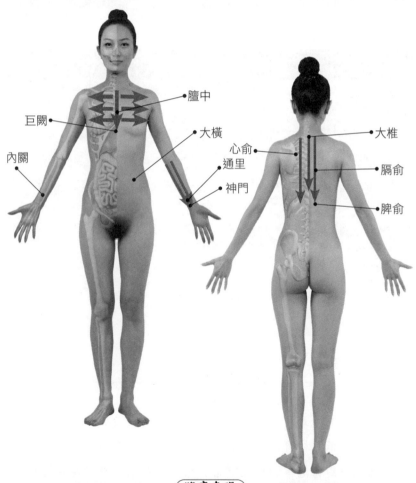

巨闕

內關

膻中

大橫

心俞

通里

神門

大椎

膈俞

脾俞

臨床表現

發作性心慌不安，心跳劇烈，不能自主，兼見胸悶氣短、神疲乏力、頭暈喘促，甚至不能平臥，以致出現暈厥。

刮痧基本步驟

刮痧體位：俯臥位和仰臥位。

刮痧的部位：背部、胸部、上肢。

刮痧的主要穴位：心俞、膈俞、脾俞、膻中、巨闕、通里、神門、內關、大橫。

刮痧基本操作

1. 刮拭背部的督脈，從大椎刮拭至脊中，20～30次。

2. 刮拭背部的膀胱經循行區域，從心俞到脾俞，每側20～30次。重點壓揉心俞、膈俞、脾俞，每穴10～20次。

3. 刮拭胸腹部的任脈，從胸骨柄上緣往下經過膻中刮拭至巨闕，可分為兩段進行刮拭，每段10～20次，力道較輕。重點刮拭膻中和巨闕。

4. 從內向外，沿著肋骨走行的方向在肋間隙刮拭，每個肋間隙10～20次。重點刮拭周榮，注意避開乳頭。

5. 刮拭前臂上的心經循行路線，主要從通里至神門，10～20次。

6. 刮拭前臂上的心包經循行路線，主要從內關至大橫，10～20次。

大師有話說

　　要做到心胸開闊，樹立戰勝疾病的信心。合理安排休息與活動。心律失常患者應保證有充足的睡眠，中老年患者每天都不應少於8小時。飯後不宜立即就寢，因為飯後迷走神經興奮性增高，會抑制心跳，飯後立即就寢有可能出現心臟驟停，對緩慢性心律失常患者有潛在危險。

三叉神經痛

三叉神經痛是以面部三叉神經分佈區出現的發作性劇痛為主要表現。面部三叉神經分為眼支、上頜支和下頜支。多發生於 40 歲以上的中老年人，大多數為單側性，少數為雙側性。

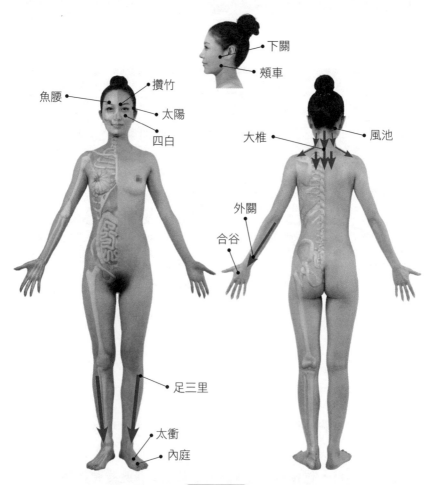

攢竹

魚腰

太陽

四白

下關

頰車

大椎

風池

外關

合谷

足三里

太衝

內庭

臨床表現

　　三叉神經分佈區域內出現的短暫的、陣發的、閃電般的燒灼、針刺、撕裂樣疼痛。

刮痧基本步驟

刮痧體位：主要為坐位。

刮痧的部位：頭面部、頸部、背部、四肢。

刮痧的主要穴位：魚腰、四白、太陽、下關、頰車、攢竹、大椎、風池、外關、足三里、內庭、太衝，合谷。

刮痧基本操作

1. 用刮痧板角部點揉魚腰、陽白、四白、太陽、下關、頰車、攢竹，每穴1～2分鐘，以局部有酸脹感為宜。

2. 刮拭頸部的督脈，從風府到大椎，10～20次。

3. 刮拭頸部兩側的膽經，從風池往下經過肩井刮拭至肩峰，可分為兩段刮拭，每段10～20次。

4. 刮拭背部的督脈與兩側的膀胱經，督脈從大椎到身柱，膀胱經從大杼經過風門到達肺俞，每段20～30次。

5. 刮拭前臂後部的三焦經，主要從外關刮拭至腕關節，10～20次。然後用刮痧板角部壓揉合谷，1～3分鐘。

6. 用單角刮法刮拭下肢外側胃經上的足三里，10～20次。然後用刮痧板角部壓揉足部的內庭和太衝，每穴1～3分鐘。

大師有話說

　　三叉神經痛患者不可以吃堅硬的食物，如堅果，因為這些食物咀嚼力大，很容易引發三叉神經痛。不要用冷水洗臉，避免臉部受到刺激。刷牙、洗臉都需要注意。

　　飲食多以清淡易嚼為主，辛辣刺激、飲酒抽菸等都容易加重三叉神經痛。最後就是情緒的控制，如果長期易怒、焦慮等，很容易復發三叉神經痛。

神經衰弱

神經衰弱是臨床上常見的一種神經官能症，指精神活動長期持續的過度緊張，使腦的興奮和抑制功能失調而誘發。多見於腦力勞動過度、精神壓力過大的人群。

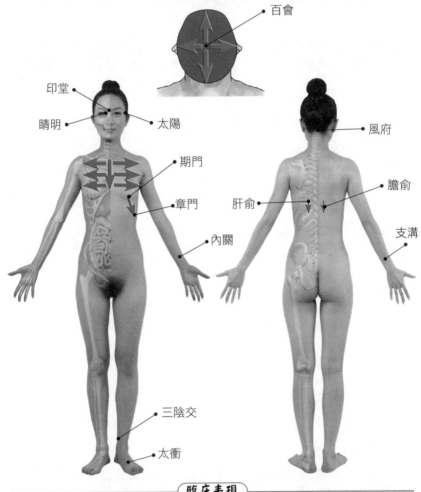

百會
印堂
睛明
太陽
期門
章門
內關
風府
肝俞
膽俞
支溝
三陰交
太衝

臨床表現

失眠，多夢，頭昏，頭痛，記憶力減退，注意力渙散，自控力下降，情緒低沉，食慾不振，性情急躁等。

刮痧基本步驟

刮痧體位：俯臥位和仰臥位。

刮痧的部位：頭面部、背部、胸腹部、四肢。

刮痧的主要穴位：印堂、睛明、太陽、百會、風府、肝俞、膽俞、期門、章門、支溝、內關、三陰交、太衝。

刮痧基本操作

1. 壓揉面部的印堂、睛明、太陽，每穴 1 ～ 3 分鐘。

2. 以百會為中點，向前頭和後頭，沿著頭部正中線向兩邊刮拭，每段 15 ～ 20 次。然後壓揉兩側風府 1 ～ 3 分鐘。

3. 刮拭背部兩側的膀胱經，主要從肝俞刮拭到膽俞區域，每側 20 ～ 30 次。

4. 沿著胸部任脈循行路線，胸骨柄區域，10 ～ 20 次。

5. 從內向外，沿著肋骨走行的方向在肋間隙刮拭，每個肋間隙 10 ～ 20 次。重點刮拭周榮，注意避開乳頭。

6. 刮拭胸腹兩旁的肝經，從期門刮拭至章門，每側 10 ～ 20 次，力道不宜過重。

7. 用單角刮法刮拭上肢外側的支溝和內側的內關，以及下肢內側的三陰交，每穴刮拭 10 ～ 20 次。用刮痧板角部壓揉太衝 1 ～ 3 分鐘。

大師有話說

　　神經衰弱患者要樹立治癒的信心，確立科學合理的作息制度。神經衰弱患者應按照作息時間安排生活和學習。在進行心理治療和其他綜合治療的同時，對於飲食和營養也要特別注意。大腦需要的營養物質，除了脂類、蛋白質、糖類、氧氣和水分以外，其他如維生素、鈣、磷、鉀、鎂及微量元素等也是不可缺少的。

精神分裂症

精神分裂症患者一般意識清楚，智能基本正常，但部分患者在疾病過程中會出現認知功能的損害，思維、情感和行為之間互不協調。臨床醫學認為，精神分裂是由於腦內某種化學物質紊亂而引起的。

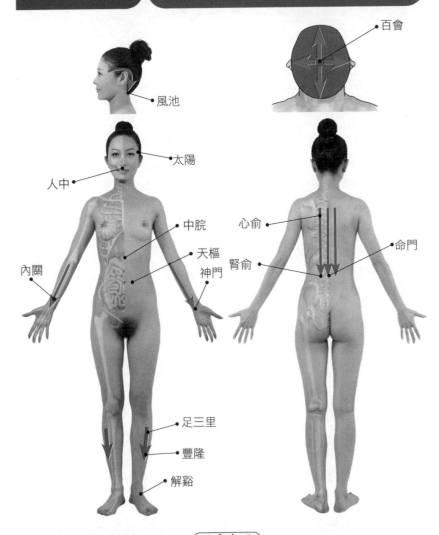

百會

風池

太陽

人中

中脘

天樞

神門

內關

心俞

腎俞

命門

足三里

豐隆

解谿

臨床表現

妄想，幻覺，亂語，遲鈍，沉默及非理性緊張行為。

刮痧基本步驟

刮痧體位：坐位、仰臥位和俯臥位。

刮痧的部位：頭面部、背腰部、腹部、四肢。

刮痧的主要穴位：百會、太陽、風池、人中、命門、心俞、腎俞、內關、神門、中脘、天樞、足三里、豐隆、解谿。

刮痧基本操作

1. 以百會為中心，向四周發散式刮拭，3～5分鐘。然後用刮痧板角部壓揉百會、風池，每穴10～20次。

2. 從太陽沿著耳上緣做弧線刮痧，至風池，可分為兩段進行，力道由輕到重，最後減力輕刮，每段20～30次。用刮痧板角部點壓水溝，1～3分鐘。

3. 刮拭背腰部的督脈，從身柱刮拭至命門，20～30次。

4. 刮拭背腰部兩側的膀胱經，往下經過心俞、肝俞、脾俞，至腎俞，每側20～30次。

5. 用單角刮法刮拭腹部的中脘和天樞區域，每段10～20次。

6. 刮拭前臂的心包經與心經，心包經從內關向腕關節刮拭，心經經過通里刮至神門，每段10～20次。

7. 刮拭小腿上的胃經，從足三里到豐隆，短刮解谿，每段10～20次。

大師有話說

　　精神分裂症是一種非常嚴重的精神疾病，不僅影響患者本人，對其家人也會造成影響及負擔，精神分裂症患者往往生活在自己的世界裡。患者不要喝濃茶，因為茶中含有的鞣酸具有收斂作用，能減少腸道蠕動，加重便秘。菸中含有的尼古丁能降低抗精神病藥物的療效，因此患者應減少吸菸量。

癲 癇

癲癇是一種不明原因的神經系統疾病,臨床上表現多樣,嚴重程度差異很大。所有病例均是由於大腦神經元異常放電引起短暫性、突發性大腦功能失常。臨床認為,可能與遺傳有關,也可能是產外傷、頭外傷、酒精或藥物中毒等。

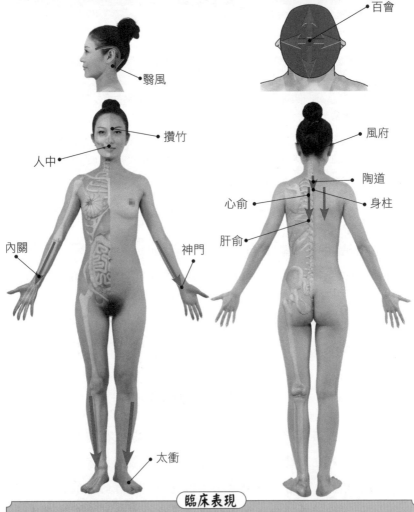

百會

翳風

攢竹

人中

風府

陶道

心俞

身柱

肝俞

內關

神門

太衝

臨床表現

發作時精神恍惚,甚則意識喪失,兩目上視,口吐涎沫,四肢抽搐,或發出吼叫聲,醒後如常人。

刮痧基本步驟

刮痧體位：仰臥位和俯臥位。

刮痧的部位：頭面部、背部、四肢。

刮痧的主要穴位：百會、風府、翳風、人中、攢竹、陶道、身柱、肝俞、心俞、內關、神門、太衝。

刮痧基本操作

1. 以百會為中心，向四周發散式刮拭，3～5分鐘。然後用刮痧板角部壓揉百會、風府、翳風、人中、攢竹，每穴10～20次。

2. 從太陽沿著耳上緣做弧線刮痧，至風池，可分為兩段進行，力道由輕到重，最後減力輕刮，每段20～30次。用刮痧板角部點壓水溝，1～3分鐘。

3. 刮拭背部的督脈，從陶道到身柱，20～30次。

4. 刮拭背部兩側膀胱經，從心俞刮拭至肝俞，每側20～30次。

5. 刮拭前臂前側的心經與心包經，心包經從間使經過內關刮至腕關節，心經從通里刮至神門，每段10～20次。

6. 刮拭小腿外側胃經，單角刮拭肝經的太衝，每段10～20次。

大師有話說

　　癲癇患者的工作不能太勞累，而且要有規律的休息。癲癇雖然隨時都有可能發作，但癲癇患者要有適合自己的運動，鍛鍊身體，不僅可以調節大腦神經，而且有助於疾病的治療。

　　儘量少用興奮性飲料，忌酒，飲酒可使神經系統高度興奮，並使癲癇灶閾值降低，容易誘發癲癇發作。

脅痛

脅痛是指以一側或兩側脅肋部疼痛為主要表現的病症，是臨床上比較多見的一種自覺症狀。脅痛是肝膽疾病中常見之症，臨床有許多病症都是依據脅痛來判斷其為肝膽病或係與肝膽有關的疾病。

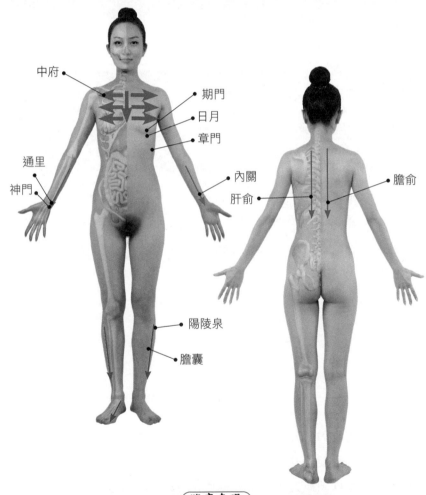

中府
期門
日月
章門
通里
神門
內關
肝俞
膽俞
陽陵泉
膽囊

臨床表現

發於一側或同時發於兩脅，疼痛表現為脹痛、竄痛、刺痛、隱痛，多為拒按，間有喜按者，常反覆發作。

刮痧基本步驟

刮痧體位：坐位與仰臥位。

刮痧的部位：背部、胸脅部、下肢。

刮痧的主要穴位：肝俞、膽俞、中府、日月、章門、期門、通里、神門、內關、陽陵泉、膽囊。

刮痧基本操作

1. 沿著背部的膀胱經循行路線刮拭，主要刮肝俞至膽俞區域，每側 20 ～ 30 次。

2. 用角刮法由內向外，沿著肋骨走行方向刮拭肋間隙，力道稍輕，每個肋間隙刮 10 ～ 20 次。注意避開乳頭。

3. 用單角刮法刮拭中府、日月、章門、期門等，每穴 10 ～ 20 次。

4. 刮拭上肢每側的心經與心包經循行區域，心經主要刮拭從通里到神門區域，心包經主要刮拭內關區域，每段 10 ～ 20 次。

5. 刮拭下肢外側的膽經循行路線，主要從陽陵泉至光明，每側 20 ～ 30 次。

6. 用單角刮法刮拭經外奇穴膽囊穴區域，每側 10 ～ 20 次。

7. 刮拭足背的肝經循行路線，重點刮拭太衝區域，每側 10 ～ 20 次。

大師有話說

　　飲食清淡，不吃肥甘的食物，食用茯苓紅棗粥有一定改善作用。選擇營養價值高的植物或動物蛋白，如牛奶、蛋類、魚類、瘦肉或各種豆製品等。

　　疼痛發作時應注意勞逸結合，以安靜臥床休息為主，適宜有限的活動鍛鍊為輔。情緒穩定，心態平和，不可操之過急或漠然置之或自暴自棄。

抑鬱症

抑鬱症是一種常見的精神疾病，是一種心理障礙，影響患者生活，並導致其工作效率降低。至今，抑鬱症的病因並不清楚，但可以肯定的是，生理、心理與社會環境等諸多方面因素均參與了抑鬱症的發病過程。

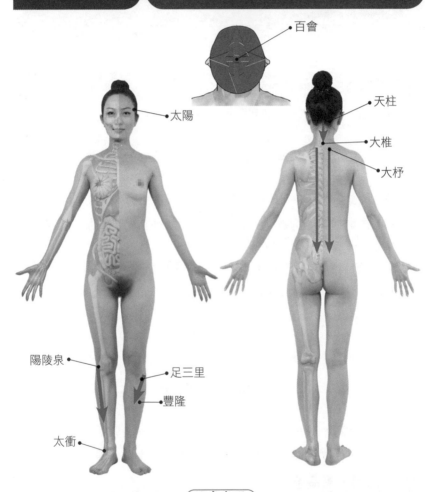

百會

太陽

天柱

大椎

大杼

陽陵泉

足三里

豐隆

太衝

臨床表現

情緒低落，興趣減低，悲觀，思維遲緩，缺乏主動性，自責自罪，飲食差，睡眠差，擔心自己患有各種疾病，感到全身多處不適，嚴重者可能出現自殺的念頭和行為。

刮痧基本步驟

刮痧體位：坐位、俯臥位以及仰臥位。

刮痧的部位：頭部、頸部、背腰部、下肢。

刮痧的主要穴位：百會、太陽、天柱、大椎、大杼、足三里、豐隆、陽陵泉、太衝。

刮痧基本操作

1. 以百會為起點，向四周放射性刮拭，每個方向 15～20 次。

2. 用刮痧板的角部壓揉百會、太陽、天柱，每穴 1～2 分鐘。

3. 從風府到大椎刮拭，重點刮啞門與大椎，20～30 次。頸椎棘突明顯者，宜用刮痧板的邊角由上自下依次點壓每個椎間隙，3～5 次，以有酸脹感為宜。

4. 刮拭背部膀胱經，從大杼依次往下刮拭胸段、腰段以及腰骶段，每段 20～30 次，以出痧為度。

5. 刮拭下肢外側的胃經以及膽經，胃經從足三里至豐隆，膽經從陽陵泉至光明，每段 20～30 次。

6. 刮拭足背的肝經循行區域，從中封刮至行間，每側 10～20 次。壓揉足三里、豐隆、陽陵泉、太衝。

大師有話說

　　抑鬱症患者的房間要寬敞明亮，光線柔和，讓人感到舒適安靜、心情舒暢。平時適當地減減壓，多尋求家人、朋友的支持幫助，及時處理好相應的生活事件。

　　可以選擇聊天、唱歌等方式宣洩不良情緒，避免過度的緊張勞累及情緒刺激。在治療時，不要著急，只要堅持治療是完全可以治癒的。

梅核氣

梅核氣，以咽中似有梅核阻塞、咯之不出、咽之不下、時發時止為主要表現的疾病。臨床以咽喉中有異常感覺，但不影響進食為特徵。多因情志不遂，精神抑鬱，導致肝氣調暢氣機的功能失常，引起痰氣互結，停聚咽喉部所致。

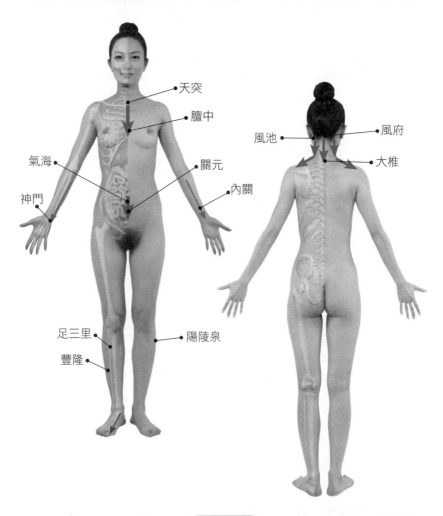

天突
膻中
氣海
神門
關元
內關
風池
風府
大椎
足三里
陽陵泉
豐隆

臨床表現

咽喉有異物感，梗塞不適，咯之不出，咽之不下。

刮痧基本步驟

刮痧體位：坐位和仰臥位。

刮痧的部位：頸部、胸部、四肢。

刮痧的主要穴位：風府、大椎、風池、天突、膻中、氣海、關元、內關、神門、足三里、豐隆、陽陵泉。

刮痧基本操作

1. 刮拭頸部的督脈，從風府至大椎，10～20次。

2. 刮拭頸部兩側，從風池畫弧往下經過肩井到達肩峰，可分為兩段進行，每段10～20次。

3. 刮拭胸部正中任脈循行路線上的膻中區域，10～20次。點揉天突1～3分鐘。

4. 刮拭腹部正中任脈循行路線上的氣海到關元，10～20次。

5. 平刮前臂心包經循行路線上的內關以及心經循行路線上的神門，每段10～20次。

6. 刮拭小腿外側胃經循行路線上的足三里到豐隆，每側10～20次。

7. 刮拭小腿外側膽經循行路線上的陽陵泉區域，每側10～20次。

8. 用刮痧板角部點揉足部的照海與太衝，每穴1～3分鐘。

大師有話說

　　梅核氣患者切忌胡思亂想，保持心情開朗，積極樂觀面對，對於疾病的恢復有極大幫助。生活上應加強自身修養，怡情怡性，注意克制衝動，避免情感過度變化。

　　在飲食上，戒菸酒，少食肥甘厚膩及辛辣炙烤之品，防止變生痰濕。此外，家屬、朋友及醫護人員要關心患者，助其消除疑慮，增強治療的信心。

胃脘痛

胃脘痛是以胃脘靠近心窩處疼痛為主，是臨床上常見病與多發病之一，復發率高。引起胃脘痛的原因有很多，一般邪氣犯胃所導致的胃脘疼痛多為急症；臟腑失調，胃痛反覆發作，時輕時重為慢性。

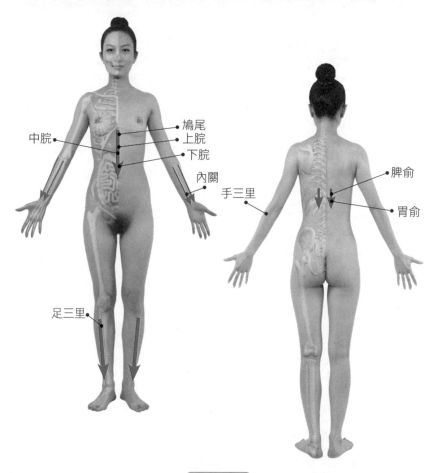

中脘　鳩尾　上脘　下脘　內關　手三里　足三里　脾俞　胃俞

臨床表現

　　上腹胃脘部近心窩處發生疼痛，有脹痛、刺痛、隱痛、劇痛等不同的疼痛性質。常伴食慾不振、噁心嘔吐、泛酸、噯氣吐腐等。

刮痧基本步驟

刮痧體位：坐位與臥位。

刮痧的部位：腰背部、腹部、四肢。

刮痧的主要穴位：脾俞、胃俞、上脘、中脘、下脘、鳩尾、手三里、內關、足三里。

刮痧基本操作

1. 刮拭背部膀胱經循行路線，從脾俞經胃俞往下刮拭至腰骶部，每側 20 ～ 30 次。

2. 在刮腹部之前，先用手按揉腹部，消除緊張情緒。刮拭腹部任脈的循行路線，主要從鳩尾至神闕穴上的部位，重點刮拭上、中、下三脘，10 ～ 20 次。

3. 刮拭腹部中線兩側的胃經，由上往下，力道均勻和緩，可重點刮拭天樞穴，每側 10 ～ 20 次。

4. 刮拭前臂外側的大腸經循行區域，從曲池刮拭至手三里，每側 10 ～ 20 次。

5. 刮拭前臂的心包經循行路線，重點刮拭內關區域，每側 10 ～ 20 次。

6. 刮拭小腿外側的胃經循行區域，重點刮拭足三里區域，每側 10 ～ 20 次。

大師有話說

　　胃痛不是小事，不及時治療會很快發展成胃炎、胃癌，因此及時就醫非常重要。經常胃痛的人群，平時應保持良好的生活習慣，注意勞逸結合、適當運動、清淡飲食，忌生冷、煎炒油炸、辛辣刺激、難消化的食物。

　　要做到每餐食量適度，每日 3 餐定時，到了規定時間，不管肚子餓不餓都應主動進食，避免過饑或過飽。

慢性胃炎

慢性胃炎是以胃黏膜肺特異性慢性炎症為主要病理變化的胃病。慢性胃炎可由急性胃炎轉變而來，也可因不良飲食習慣，長期服用對胃有刺激的藥物，口、鼻、咽、幽門部位感染病灶以及自身免疫性疾病等原因所導致。

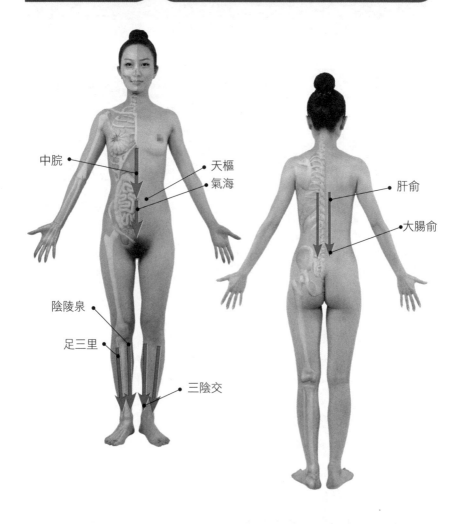

中脘
天樞
氣海
肝俞
大腸俞
陰陵泉
足三里
三陰交

臨床表現

上腹隱痛，食慾缺乏，餐後飽脹，消化不良，反酸噯氣。

刮痧基本步驟

刮痧體位：俯臥位和仰臥位。

刮痧的部位：背腰部、腹部、四肢。

刮痧的主要穴位：肝俞、大腸俞、中脘、氣海、天樞、章門、足三里、陰陵泉。

刮痧基本操作

1. 刮拭背腰部的督脈，主要從至陽往下刮拭胸段和腰段，20～30次。

2. 刮拭背腰部督脈旁的膀胱經，主要從膈俞開始往下，經過肝俞往下刮拭至大腸俞以下，每側20～30次。

3. 刮拭腹部正中的任脈，上腹部主要刮拭中脘，下腹部主要刮拭氣海，每段10～20次。

4. 刮拭腹部兩側的胃經，從肋下緣刮拭至天樞，每側10～20次。然後壓揉肝經上的章門，1～2分鐘。

5. 刮拭下肢外側的胃經，主要從足三里到豐隆，每側10～20次，重點刮拭足三里。

6. 刮拭下肢內側的脾經，主要從陰陵泉到三陰交，每側10～20次，重點刮拭陰陵泉。

大師有話說

　　胃炎患者要吃一些蔬菜、水果，以增加胃黏膜的抗氧化能力；少吃醬瓜、鹹魚、香腸、臭豆腐等醃製過的食物。

　　每天抽出30分鐘左右的時間做運動，可以幫助紓解壓力，同時也能增強體質，增強胃腸動力。保持精神舒暢愉快，情緒穩定，預防情志刺激。

食慾不振

食慾不振是指對食物缺乏需求的慾望，嚴重的食慾不振稱為厭食。發生的原因有感受外邪、受風傷寒、飲食不節、餓飽失常、情緒刺激、勞倦過度，或是慢性脾胃性疾病導致脾胃氣機阻滯、胃失和降、脾胃虛寒而誘發本病。

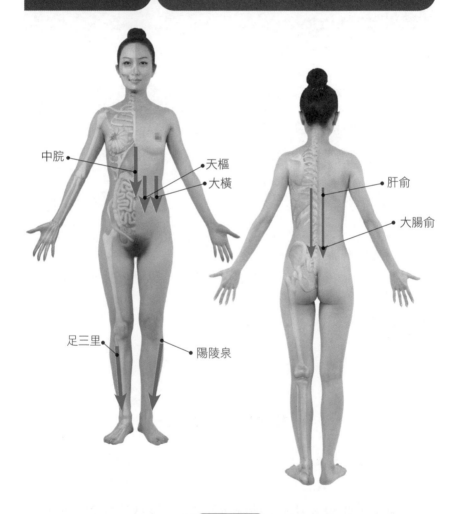

中脘
天樞
大橫
肝俞
大腸俞
足三里
陽陵泉

臨床表現

食量減少或食後伴有噁心、反酸等，口苦咽乾，或腹中空空，似饑非饑，似痛非痛，胸悶懊惱，食不香，口淡無味。

刮痧基本步驟

刮痧體位：仰臥位與俯臥位。

刮痧的部位：腰背部、腹部、小腿。

刮痧的主要穴位：肝俞、大腸俞、上脘、中脘、下脘、天樞、大橫、足三里、
陽陵泉。

刮痧基本操作

1. 刮拭脊柱兩側的膀胱經，從肝俞往下經過膽、脾、胃、腎的背俞穴刮拭至大
腸、小腸的背俞穴，每側 20 ～ 30 次。若是條件允許，可在刮痧後進行走
罐，以提高消化功能。

2. 在刮拭腹部之前，先用手按揉腹部，消除緊張情緒。用角刮法刮拭腹部任脈
循行路線，主要刮上、中、下三脘。

3. 刮拭腹部任脈旁邊的胃經與脾經的循行路線，主要從肋弓緣下至天樞、大
橫，每側 15 ～ 20 次。

4. 繞著肚臍順時針刮拭 5 ～ 10 次。

5. 刮拭小腿外側的胃經循行區域，重點刮拭足三里，每側 15 ～ 20 次。

6. 刮拭小腿外側的膽經，重點刺激陽陵泉，每側 15 ～ 20 次。

大師有話說

　　食慾不振有可能是天氣的原因，還有可能是腸胃疾病的因
素。要養成良好的飲食習慣，一定要吃早餐，早餐一定要吃好。

　　要多喝水，尤其是在夏天的時候。如果人體缺乏大量的水，
很容易引發食慾不振的現象，可以多補充一些水分。

消化不良

消化不良實際上是胃脘部不適的總稱，提示在消化、吸收的過程中受到某種因素的干擾。中醫認為，多因肝鬱氣滯、飲食不節、久病體虛、脾胃功能減退等所導致。

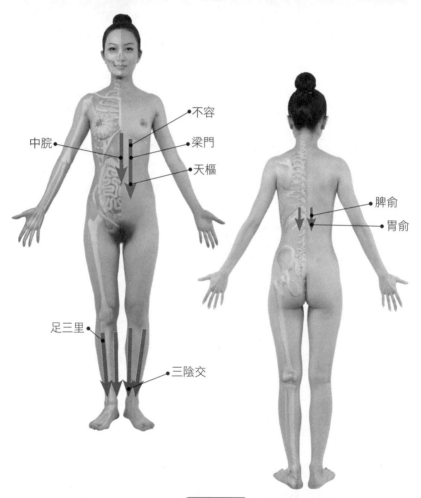

不容

梁門

天樞

中脘

脾俞

胃俞

足三里

三陰交

臨床表現

腹脹，噯氣，噁心，嘔吐，食慾不振，腹瀉或便秘，完穀不化。

刮痧基本步驟

刮痧體位：俯臥位和仰臥位。

刮痧的部位：背部、腹部、下肢。

刮痧的主要穴位：脾俞、胃俞、中脘、不容、梁門、天樞、足三里、三陰交。

刮痧基本操作

1. 刮拭背部兩側的膀胱經循行路線，主要刮拭脾俞和胃俞區域，每側 20 ～ 30 次，以局部有溫熱感或有出痧為宜。

2. 刮拭腹部正中的任脈，主要刮拭上腹部的上、中、下三脘，15 ～ 20 次，以局部有溫熱感或有出痧為宜。可壓揉中脘。

3. 刮拭腹部任脈兩側的胃經，從不容往下經過梁門刮拭至天樞，每側 10 ～ 20 次，以局部有溫熱感或有出痧為宜。重點壓揉不容、梁門、天樞。

4. 刮拭下肢外側胃經上的足三里區域，每側 10 ～ 20 次。

5. 刮拭下肢內側脾經上的三陰交區域，每側 10 ～ 20 次。

大師有話說

　　消化不良人群需要改變一下自己的飲食習慣，均衡搭配，吃飯時做到細嚼慢嚥。還要注意養成良好的生活作息習慣，不熬夜，不亂用藥，堅持運動。

　　飲食不潔是導致消化不良的因素之一，其可引起多種胃腸道疾病，出現腹瀉、嘔吐或痢疾等。生活中，腐敗變質、醃製黴變及不淨不潔的食物不可食用，避免胃脘受寒涼。

腹 痛

腹痛是以胃脘以下、恥骨聯合以上的部位發生疼痛為主要表現的病症。在臨床上，內科腹痛不包括外科和婦科疾病導致的腹痛，常見於腸痙攣、不完全性腸梗阻等。臨床以實證多見，虛證少見，虛實夾雜較為常見。

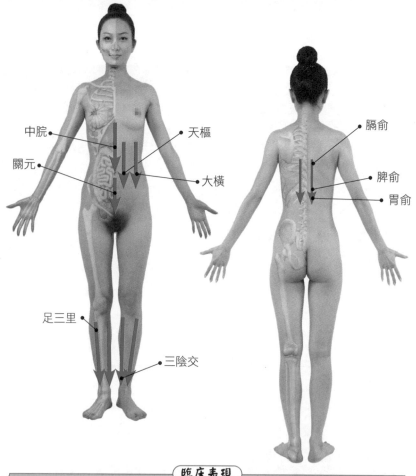

中脘
關元
天樞
大橫
膈俞
脾俞
胃俞
足三里
三陰交

臨床表現

　　腹部隱痛、脹痛、冷痛、灼痛、絞痛、刺痛，腹部外無脹大，腹壁按之柔軟，可有壓痛，但無反跳痛，其痛可呈持續性，亦可時緩時急，時作時止，或反覆發作。

刮痧基本步驟

刮痧體位：仰臥位與俯臥位。

刮痧的部位：背部、腹部、下肢。

刮痧的主要穴位：膈俞、脾俞、胃俞、關元、天樞、大橫、足三里、三陰交、中脘。

刮痧基本操作

1. 直刮背部的膀胱經，從膈俞刮拭至大腸俞，重點刮拭膈俞、脾俞與胃俞，每側 20 ～ 30 次。

2. 在刮拭腹部之前，先用手按揉腹部，消除緊張情緒。刮拭腹部正中的任脈，自上往下，從上脘往下刮拭至關元、中極，要注意繞開肚臍。

3. 刮拭腹部任脈兩側的胃經，自上而下，重點刮拭天樞，每側 15 ～ 20 次。

4. 刮拭腹部胃經旁邊的脾經，自上而下，重點刮拭大橫，每側 15 ～ 20 次。

5. 繞著肚臍周圍順時針刮拭 5 ～ 10 次。

6. 刮拭小腿外側胃經循行的區域，重點刮拭足三里，每側 15 ～ 20 次。

7. 刮拭小腿內側脾經循行的區域，重點刮拭三陰交，每側 15 ～ 20 次。

大師有話說

　　腹痛患者平時要養成良好的飲食習慣，三餐要定時定量，不能在睡前進食，也不要暴飲暴食，少吃一些刺激性的食物。

　　平時多吃一些富含蛋白質和維生素的食物，如瘦肉、魚、綠葉蔬菜、胡蘿蔔、紅棗等。馬鈴薯、南瓜、甜品等可能會引起壅阻氣機的食物，一些油膩的、油炸的食物最好不要吃。

慢性闌尾炎

慢性闌尾炎是指因闌尾管壁纖維組織增多，管腔部分狹窄或閉合，與周圍黏連形成等病理變化，引起的慢性炎症性疾病。

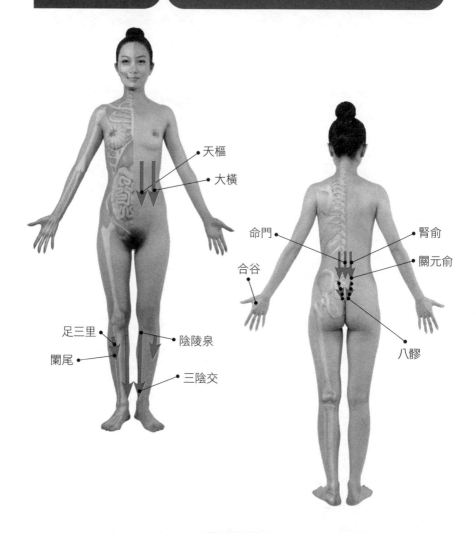

天樞

大橫

命門

腎俞

關元俞

合谷

足三里

陰陵泉

闌尾

三陰交

八髎

臨床表現

反覆發作的右下腹疼痛，伴有噁心、腹脹、腹瀉、便秘等。

刮痧基本步驟

刮痧體位：俯臥位和仰臥位。

刮痧的部位：腰骶部、腹部、四肢。

刮痧的主要穴位：命門、腎俞、八髎、關元俞、天樞、大橫、合谷、足三里、闌尾、陰陵泉、三陰交。

刮痧基本操作

1. 刮拭腰部的督脈，從命門往下刮拭至腰骶部，20～30次。

2. 刮拭背部兩側的膀胱經，從腎俞往下經過大腸俞刮拭至關元俞，然後刮拭八髎的區域，每段20～30次。

3. 刮拭腹部兩側的胃經，主要刮拭天樞區域，15～20次。

4. 刮拭腹部兩側的脾經，主要刮拭大橫區域，每側15～20次。

5. 用刮痧板角部點壓合谷1～3分鐘。

6. 刮拭小腿外側，從足三里刮拭至經外奇穴闌尾，每側15～20次。

7. 刮拭小腿內側脾經，從陰陵泉至三陰交，重點刮拭陰陵泉與三陰交局部區域，每側15～20次。

大師有話說

　　平時注意避免暴飲暴食，禁止飯後立即運動，避免長久性站立，多吃蔬菜、水果，多喝水，防止便秘，提高自身免疫力以降低闌尾炎的發作。

　　保持樂觀，心情舒暢。如果總處於憂鬱、緊張的生活狀態中，也會降低免疫力而誘發闌尾炎的發作。

腹　瀉

腹瀉是指排便次數增多，糞便稀薄，甚至瀉出如水樣的一種病症。腹瀉的主要病變在於脾胃功能障礙，引起這種變化的原因很多，有外邪的影響，還有脾胃本身虛弱，或是腎陽不足等，這些都可以導致脾胃功能的失常。

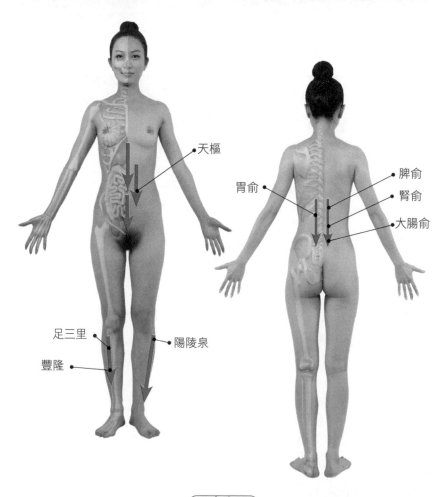

天樞

胃俞

脾俞
腎俞
大腸俞

足三里

豐隆

陽陵泉

臨床表現

排便次數明顯增多，糞質稀薄，水分增加，每日排便量超過200克，或含未消化食物，或膿血、黏液便。

刮痧基本步驟

刮痧體位：俯臥位和仰臥位。

刮痧的部位：腰背部、腹部、下肢。

刮痧的主要穴位：脾俞、胃俞、大腸俞、腎俞、天樞、足三里、豐隆、陽陵泉。

刮痧基本操作

1. 刮背部脊柱旁開 1.5 寸的膀胱經，從脾俞刮拭至大腸俞，重點刮拭脾俞、胃俞、腎俞與大腸俞，每側 20～30 次。

2. 在刮腹部之前，先用手按揉腹部，消除緊張情緒。刮拭腹部的任脈，從上到下，從上脘至關元、中極，20～30 次為宜。中間注意避開肚臍。

3. 用角刮法刮拭腹部的胃經循行區域，每側 20～30 次，可重點壓揉天樞。

4. 在肚臍周圍逆時針刮拭 5～10 圈。或用拇指指腹點按肚臍周圍的痛點。

5. 刮拭小腿外側的胃經，從上到下，每側 15～20 次，可重點壓揉足三里、豐隆。

6. 刮拭下肢外側的膽經，以膝關節為界，分上下兩段進行，每側 15～20 次，可重點壓揉陽陵泉。

大師有話說

　　無論是什麼原因導致的腹瀉，飲食上都得做出調整，遠離油膩、甜膩、辛辣、生冷食物，儘量選擇容易消化的食物。在日常生活中，還要多注意個人衛生，勤洗手，室內注意通風。

　　不要喝牛奶，因為牛奶雖不含膳食纖維，但能在腸道中增加殘渣，讓病情加重。如出現其他不適，應儘快就醫。

嘔　吐

嘔吐是多種原因引起胃失和降，氣逆於上，迫使胃中之物從口中吐出的一種病證。臨床以有物有聲謂之嘔，有物無聲謂之吐，無物有聲謂之乾嘔，兩種同時出現，合稱嘔吐。

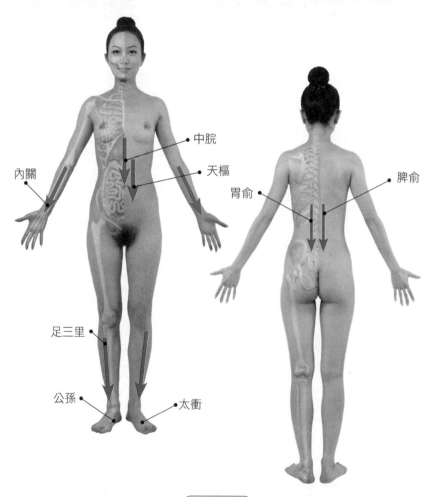

內關
中脘
天樞
胃俞
脾俞
足三里
公孫
太衝

臨床表現

　　食後或吐前胃脘脹滿，吐後轉舒，嘔吐與進食時間相距較長，吐出量一般較多。

刮痧基本步驟

刮痧體位：俯臥位和仰臥位。

刮痧的部位：腰骶部、腹部、四肢。

刮痧的主要穴位：天樞、脾俞、胃俞、中脘、內關、足三里、公孫、太衝。

刮痧基本操作

1. 刮拭腰部的督脈，從天樞刮拭至腰骶部，20～30次。

2. 刮拭腰部兩側的膀胱經，從脾俞經過胃俞往下刮拭至腰骶部，每側20～30次，重點刮拭脾俞、胃俞，以有出痧為宜。

3. 刮拭上腹部的任脈循行區域，主要刮拭上、中、下三脘，10～20次。

4. 刮拭腹部兩側的胃經循行區域，主要刮拭天樞區域，每側10～20次。

5. 刮拭前臂心包經循行區域，主要刮拭內關穴區域，每側10～20次。

6. 刮拭小腿外側胃經循行區域，主要以足三里區域為主，每側10～20次。點揉足部公孫、太衝1～2分鐘。

大師有話說

　　嘔吐後要喝水沖洗喉嚨，否則容易被胃液燒傷喉嚨。需要注意的是，應該少量多次喝水，否則容易受到刺激而再次嘔吐。

　　如果嘔吐多時，還需適當補充電解質（喝淡鹽水），注意休息。嘔吐不止的患者應臥床休息，密切觀察病情變化。

呃 逆

呃逆是由於不同原因引起的不自主膈肌間歇性收縮的症狀。在危重疾病的過程中突然出現持續不斷的膈肌痙攣，常預示病情趨向惡化。

中老年人以及冠心病患者在無明顯誘因的情況下突然出現呃逆，要警惕心肌梗塞的可能性。

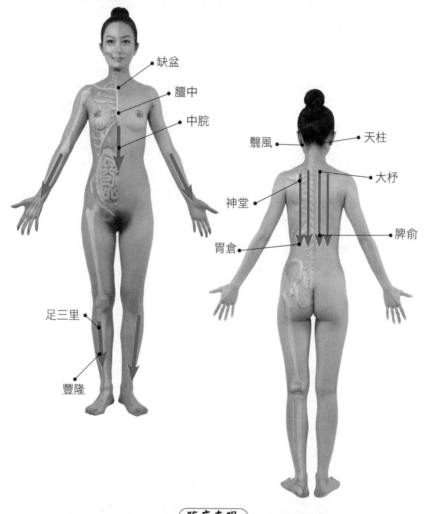

缺盆
膻中
中脘
翳風
天柱
神堂
大杼
胃倉
脾俞
足三里
豐隆

臨床表現

喉間呃呃連聲，聲音短促，頻頻發出，不能自止。

刮痧基本步驟

刮痧體位：俯臥位和仰臥位。

刮痧的部位：頸部、背部、胸腹部、四肢。

刮痧的主要穴位：天柱、翳風、大杼、脾俞、神堂、胃倉、缺盆、膻中、中脘、足三里、豐隆。

刮痧基本操作

1. 用角刮法對頸部的天柱和翳風進行刮拭，每穴 10～20 次。

2. 刮拭背部兩旁的膀胱經循行區域，第一條側線從大杼經過膈俞刮拭至脾俞，第二條側線從神堂刮拭至胃倉，每段 20～30 次。

3. 刮拭鎖骨兩側的缺盆，每側 10～20 次。

4. 刮拭胸腹部任脈循行區域，膻中區域和中脘區域，每段 10～20 次。

5. 平刮前臂心包經循行路線上的內關區域，每側 10～20 次。

6. 刮拭小腿外側胃經循行區域，從足三里刮拭至豐隆，每側 10～20 次。

大師有話說

　　要學會做深呼吸，每天 2 次，每次 10～15 分鐘，以使痙攣的膈肌得到放鬆，從而緩解呃逆。進餐時取舒適的體位，放鬆緊張情緒，緩慢進食，液體和固體食物交替。

　　飲食有規律，不偏食偏嗜，宜食用易消化的高碳水化合物、高蛋白、低脂肪的半流質或流質飲食，宜少量多餐，忌辛辣、肥甘厚味等食品。

便　秘

便秘是指由於大腸傳導功能失常導致的以大便排出困難、排便時間或排便間隔時間延長為臨床特徵的一種大腸病證。引起功能性便秘的原因有飲食不當、生活壓力過大、精神緊張、濫用瀉藥、結腸運動功能紊亂、年老體虛等。

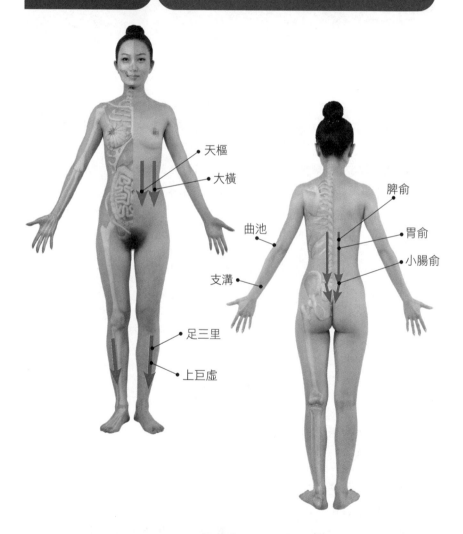

天樞

大橫

曲池

支溝

足三里

上巨虛

脾俞

胃俞

小腸俞

臨床表現

排便次數減少，糞便量減少，糞便乾結，排便費力等。

刮痧基本步驟

刮痧體位：坐位與俯臥位。

刮痧的部位：腰背部、腹部、四肢。

刮痧的主要穴位：脾俞、胃俞、小腸俞、八髎、天樞、大橫、曲池、支溝、足三里、上巨虛。

刮痧基本操作

1. 刮拭脊柱兩側的膀胱經，從脾俞、胃俞刮至小腸俞，每側 20 ～ 30 次。

2. 刮拭八髎區域，10 ～ 20 次，以有溫熱感為宜。

3. 在刮腹部之前，先用手按揉腹部，消除緊張情緒。用角刮法在腹部的胃經上刮拭，可稍用點力，從天樞刮至水道，每側 15 ～ 20 次為宜。

4. 用角刮法刮拭腹部的脾經，從大橫至腹結穴，每側 15 ～ 20 次。然後可用手掌在臍下順時針摩擦腹部 5 ～ 10 圈。

5. 刮拭前臂外側的大腸經循行區域，主要從曲池至偏歷，每側 10 ～ 20 次，重點刮曲池。

6. 用單角刮法刮三焦經上的支溝穴區，20 ～ 30 次，也可壓揉。

7. 刮拭下肢小腿外側的胃經循行區域，主要從足三里至上巨虛，每側 20 ～ 30 次。

大師有話說

　　便秘人群需要調整飲食結構和生活習慣，三餐定時，多吃雜糧、粗糧，多喝水。進行適當的體力活動，加強體育鍛鍊，比如仰臥屈腿、深蹲起立、騎自行車等都能加強腹部的運動。

　　孕婦應該積極地散步，做些輕度的家務來活動身體，促進胃腸蠕動，有助於促進排便。

痔瘡

痔瘡是常見的肛腸疾病，指直腸下段黏膜和肛管皮膚下靜脈叢瘀血、擴張和屈曲形成的柔軟靜脈團。如發生在肛門內的叫內痔，在肛門外的叫外痔。多因久坐、久立、負重遠行或飲食失調、嗜食辛酸甘肥、瀉痢日久等所導致。

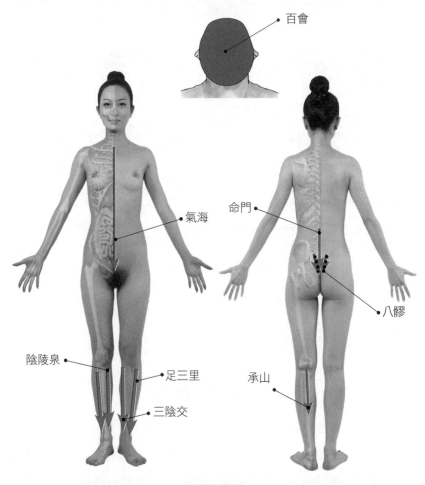

百會

氣海

命門

八髎

陰陵泉

足三里

三陰交

承山

臨床表現

主要為便血，性質為無痛、間歇性、便後出血，便時滴血或手紙上帶血。

刮痧基本步驟

刮痧體位：俯臥位和仰臥位。

刮痧的部位：頭部、腰骶部、腹部、下肢。

刮痧的主要穴位：百會、命門、八髎、氣海、承山、足三里、陰陵泉、三陰交。

刮痧基本操作

1. 刮拭腰骶部的督脈，從命門至長強，可分兩段刮拭，每段 20 ～ 30 次。

2. 局部刮拭頭部的百會，20 ～ 30 次，以局部有溫熱感為宜。

3. 刮拭骶部的八髎區域，每側 20 ～ 30 次，以局部有溫熱感或出痧為宜。

4. 刮拭腹部正中的任脈，主要從氣海往下短刮，10 ～ 20 次。

5. 刮拭小腿後側膀胱經，委中至承山，每側 10 ～ 20 次。重點壓揉承山。

6. 刮拭小腿外側胃經上的足三里區域，每側 10 ～ 20 次。

7. 刮拭小腿內側脾經，從陰陵泉到三陰交，每側 10 ～ 20 次。

大師有話說

經常聽到「十人九痔」的說法，說明痔瘡的發病率是非常高的，尤其在春季更易多發。

養成良好的排便習慣很重要，大便時間不宜過長，要改掉排便時看書、玩手機等不良習慣。因蹲下來的排便姿勢容易誘發痔瘡以致脫肛，所以建議坐便。

尿失禁

尿失禁是指因膀胱括約肌損傷或神經功能障礙而喪失排尿自控能力,使尿液不自主地流出的病證。尿失禁的發生,主要是由於在膀胱貯尿期,膀胱內壓力超過了尿道阻力,尿液就會失去控制。

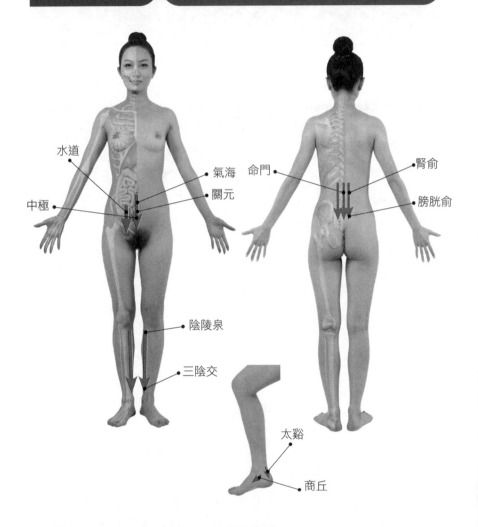

水道

氣海

命門

腎俞

中極

關元

膀胱俞

陰陵泉

三陰交

太谿

商丘

臨床表現

尿液不自主地流出,無自控排尿能力。

刮痧基本步驟

刮痧體位：仰臥位和俯臥位。

刮痧的部位：腰骶部、腹部、下肢。

刮痧的主要穴位：命門、腎俞、膀胱俞、氣海、關元、中極、水道、陰陵泉、三陰交、商丘、太谿。

刮痧基本操作

1. 刮拭腰骶段的督脈，從命門往下刮拭至腰骶部，20～30次。

2. 刮拭腰骶部兩側的膀胱經，從腎俞往下刮拭至膀胱俞，每側20～30次，重點刮拭腎俞和膀胱俞。

3. 刮拭腹部正中的任脈，從氣海往下經過關元刮拭至中極，10～20次。

4. 刮拭腹部兩側的胃經，主要經過水道往下刮拭，每側10～20次。

5. 刮拭小腿內側脾經上的循行區域，從陰陵泉刮拭至三陰交，每側10～20次。然後沿著經絡循行刮拭商丘區域，每側10～20次。

6. 刮拭足踝部腎經循行區域上的太谿區域，每側10～20次。

大師有話說

　　尿失禁患者平時可以做提肛的動作，具體為屏氣時提收盆底肌2～6秒，呼氣時放鬆肛門2～6秒，一收一放為一次，反覆做10分鐘，每天可多做幾次。

　　要保持大便通暢，避免用力而增加腹壓。少憋尿，解小便時不要用腹部力量。在打噴嚏、咳嗽、提重物或彈跳時，應事先緊縮括約肌，以免尿液外漏。

腦中風後遺症

腦中風是以突然口眼喎斜、言語含糊不利、肢體出現運動障礙、不省人事為特徵的一類疾病。中醫認為本病多因平素氣血虛衰，在心、肝、腎三經陰陽失調的情況下，情志鬱結，起居失宜所致。

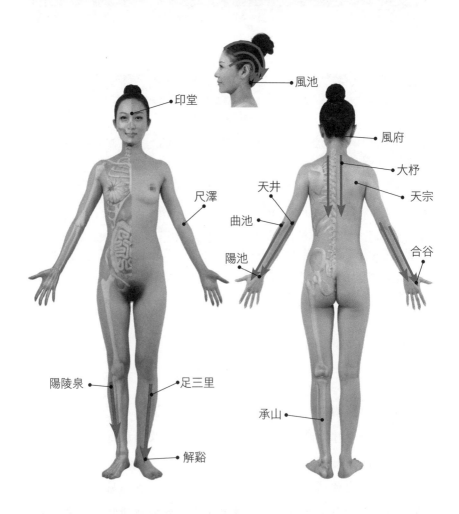

印堂　風池　風府　大杼　天宗　尺澤　天井　曲池　合谷　陽池　陽陵泉　足三里　承山　解谿

臨床表現

頭痛，嘔吐，眩暈，口角流涎，說話困難，吞嚥嗆咳等。

刮痧基本步驟

刮痧體位：坐位和俯臥位。

刮痧的部位：頭面部、背腰部、四肢。

刮痧的主要穴位：印堂、風府、風池、大杼、天宗、曲池、合谷、天井、陽池、尺澤、足三里、陽陵泉、承山、解谿。

刮痧基本操作

1. 刮拭前額部，力道要輕，2～3分鐘。用刮痧板角部輕壓揉印堂、睛明，每穴10～20次。

2. 刮拭頭部三條線，一條從上星經過百會刮至風府，一條從頭維刮至天柱，一條從太陽經過率谷至風池，每條刮10～20次。然後壓揉頭部重要腧穴。

3. 刮拭背腰部督脈旁1.5寸的膀胱經第一側線，從大杼開始，依次刮拭胸段、腰段以及腰骶段，每段20～30次。

4. 局部刮拭天宗區域，20～30次。

5. 刮拭手部大腸經與三焦經循行路線，大腸經從曲池經手三里至合谷，三焦經從天井經外關至陽池。每段15～20次。然後用單角刮法刮拭尺澤15～20次。

6. 刮拭下肢外側的胃經與膽經，胃經從足三里到解谿，膽經從陽陵泉到光明，每段15～20次。然後用單角刮法刮拭陽陵泉、承山、解谿，每穴10～20次。

大師有話說

　　要按時睡、定時起，保證8小時以上足夠的睡眠。運動形式有多種，如氣功、太極拳、保健操等，但其中最簡便易行的為散步，微微出汗即可。

　　早上起床及白天進行各種運動後，要注意飲水，以補充因出汗、呼吸等排出的水分，保證血液中水分含量的相對穩定狀態。

高血壓

高血壓是以動脈血壓升高，尤其是舒張壓持續升高為特點的全身慢性血管疾病，靜息狀態下動脈收縮壓大於 140mmHg 和（或）舒張壓大於 90mmHg。多因憂思過度、強烈精神刺激，或吃過多油膩之品、過度吸菸飲酒等造成。

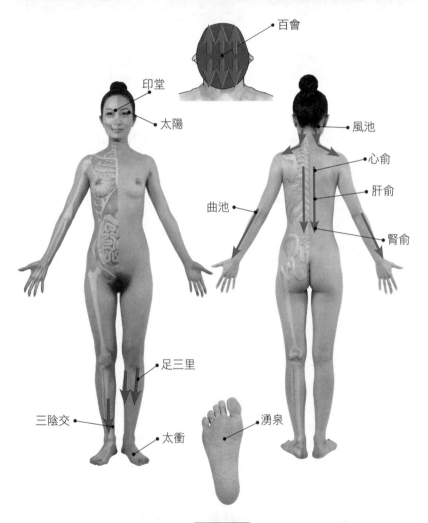

百會

印堂

太陽

風池

心俞

肝俞

曲池

腎俞

足三里

三陰交

太衝

湧泉

臨床表現

頭痛，頭暈，頭脹，耳鳴，眼花，失眠，心悸等。

刮痧基本步驟

刮痧體位：坐位和俯臥位。

刮痧的部位：頭部、頸肩部、腰背部、四肢。

刮痧的主要穴位：百會、風池、太陽、印堂、心俞、腎俞、肝俞、曲池、足三里、三陰交、太衝、湧泉。

刮痧基本操作

1. 以百會為界，後頭部從百會到風府和百會到兩邊風池的區域，前頭部從百會到上星和百會到兩邊頭維的區域，各 2 ～ 3 分鐘。

2. 從太陽沿著耳上緣做弧線刮痧，至風池，力道由輕到重，最後減力輕刮，每側 20 ～ 30 次。然後壓揉頭面部腧穴，如百會、太陽、風池、印堂，每穴 10 ～ 20 次。

3. 刮拭頸肩部，先從風府到大椎，再從天柱到大杼，最後從風池經過肩井至肩峰。每條 20 ～ 30 次。

4. 刮拭背腰部的膀胱經，主要從心俞經肝俞至腎俞，20 ～ 30 次。

5. 刮拭前臂肺經循行上的曲池到手三里，10 ～ 20 次。重點壓揉曲池。

6. 刮拭下肢外側胃經上的足三里至豐隆 20 ～ 30 次，重點壓揉足三里。以單角刮法刮拭三陰交、太衝區域 10 ～ 20 次。刮拭或點壓湧泉區域 1 ～ 2 分鐘。

大師有話說

　　高血壓患者應在醫生的指導下用藥，勿濫用或停用藥物。注意防寒保暖，天氣變化時要及時更換衣著，特別是嚴冬季節，清晨起床或夜間臨廁時更應多加小心。

　　飲食宜清淡而富於營養，忌肥甘、辛、辣、過鹹、油膩。高血壓患者每天食鹽不宜超過 6 克，少吃味精。忌菸酒。

低血壓

低血壓是指按照常規測量的方法，成人肱動脈收縮壓低於 90mmHg、舒張壓低於 60mmHg。根據病因可分為生理性和病理性低血壓，根據起病形式可分為急性和慢性低血壓。

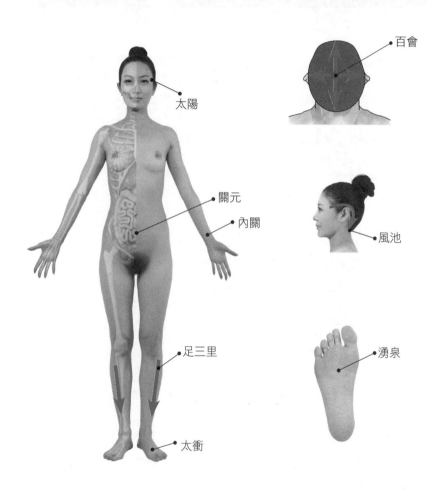

百會

太陽

關元

內關

風池

足三里

湧泉

太衝

臨床表現

頭暈，目眩，耳鳴，乏力，氣短，手足發涼，自汗，健忘等。

刮痧基本步驟

刮痧體位：仰臥位和俯臥位。

刮痧的部位：頭部、腹部、四肢。

刮痧的主要穴位：百會、風池、太陽、關元、內關、足三里、太衝、湧泉。

刮痧基本操作

1. 以百會為中心，向四周發散式刮拭，3～5分鐘。然後用刮痧板角部壓揉百會、風池，每穴10～20次。

2. 從太陽沿著耳上緣做弧線刮痧，至風池，力道由輕到重，最後減力輕刮，每側20～30次，可使頭部放鬆舒適。

3. 刮拭下腹部任脈循行區域上的關元區域，10～20次。

4. 刮拭前臂的心包經循行區域，從內關往腕關節方向刮拭，每側10～20次。

5. 刮拭小腿外側胃經循行區域和足部肝經循行區域，胃經經過足三里往下刮拭，肝經刮拭太衝區域，每段10～20次。

6. 用刮痧板角部點壓湧泉，力道稍重，1～2分鐘。

大師有話說

　　低血壓饑餓時出現頭暈者要隨身攜帶糖果或巧克力。保持規律生活，避免過勞、熬夜，睡覺時枕頭不宜過低。

　　在身體允許的情況下多做一些有氧運動，如簡單的瑜伽動作，可改善身體各個部位的不適。體位性低血壓者應避免做久站或多體位變化的運動。

糖尿病

糖尿病是由遺傳基因決定的全身慢性代謝性疾病，由於體內胰島素的相對不足和絕對不足而引起糖、脂肪和蛋白質紊亂。中醫認為，本病的病機主要在於陰津虧損，燥熱偏盛，而以陰虛為本、燥熱為標，兩者互為因果。

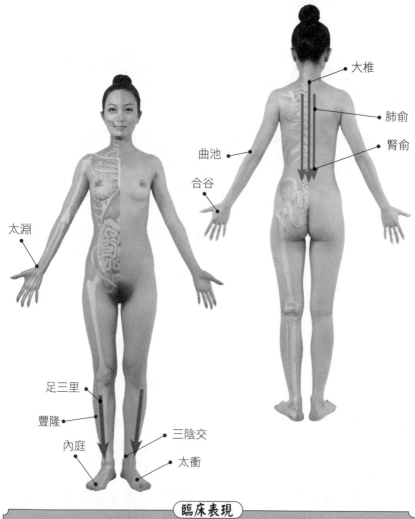

大椎
肺俞
腎俞
曲池
合谷
太淵
足三里
豐隆
內庭
三陰交
太衝

臨床表現

多尿，煩渴多飲，多食，消瘦等。

刮痧基本步驟

刮痧體位：仰臥位和俯臥位。

刮痧的部位：背腰部、腹部、四肢。

刮痧的主要穴位：大椎、腎俞、肺俞、曲池、合谷、太淵、足三里、豐隆、三陰交、內庭、太衝。

刮痧基本操作

1. 刮拭背腰部的督脈，主要刮拭從大椎至命門區域，20～30 次。

2. 刮拭督脈旁的膀胱經，主要刮拭從肺俞至腎俞區域，20～30 次。可局部刮拭大椎、腎俞區域，每穴 20～30 次。

3. 刮拭腹部的任脈，主要從中脘到關元，分兩段進行，一段刮上、中、下脘，一段刮氣海到關元，每段 20～30 次。

4. 刮拭手掌上的魚際，每側 10～20 次。

5. 用單角刮法刮拭曲池、合谷、太淵區域，每穴 10～20 次。

6. 刮拭小腿外側的胃經，主要從足三里到豐隆，20～30 次，重點刮拭足三里。

7. 用壓揉法或單角刮法刮拭三陰交、內庭、太衝區域，每穴 10～20 次。

大師有話說

糖尿病人群應嚴格控制飲食，一日三餐七成飽，限制糖、鹽的攝取，嚴禁抽菸、飲酒等不良習慣。合理搭配食物，滿足人體所需營養，以利健康長壽。

缺乏鍛鍊也會引起人體內血糖升高，因此要適量地進行運動，比如慢跑、打太極拳、騎自行車等，這些運動都有助於提高免疫力，使身體保持較好的代謝水準。

冠心病

冠狀動脈粥樣硬化性心臟病，簡稱冠心病，是由冠狀動脈發生粥樣硬化而使冠狀動脈管腔狹小或阻塞，導致心肌缺血缺氧而引起心臟病。多發生於40歲以上，男性多於女性，腦力勞動者多於體力勞動者。

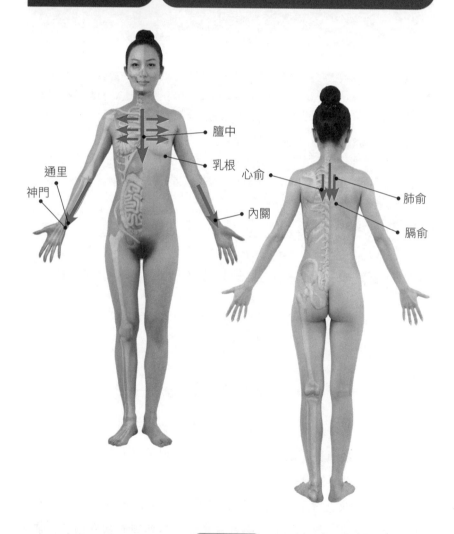

膻中

乳根

通里

神門

內關

心俞

肺俞

膈俞

臨床表現

胸悶，心悸，心前區刺痛，心煩易怒，頭暈耳鳴等。

刮痧基本步驟

刮痧體位：仰臥位和俯臥位。

刮痧的部位：背部、胸部、上肢。

刮痧的主要穴位：肺俞、心俞、膈俞、膻中、乳根、通里、神門、內關。

刮痧基本操作

1. 刮拭背部督脈，主要從大椎到至陽，20～30次。

2. 刮拭背部脊柱旁的督脈，主要從肺俞到膈俞，每側20～30次。然後壓揉肺俞、心俞、膈俞。

3. 刮拭胸部的任脈，主要從膻中刮至巨闕，10～20次，以發紅或出痧為宜，力道不宜過重。

4. 從內向外沿著肋骨的走向，膻中以下、乳根以上區域的肋間隙，10～20次。注意避開乳頭。

5. 用單角刮法刮拭膻中和乳根局部區域，每穴10～20次。

6. 刮拭前臂心經循行路線上的通里到神門區域，10～20次。然後用刮痧板角部壓揉通里、神門、內關，每穴1分鐘。

大師有話說

　　睡前輕拍心前區40次，可預防冠心病發作。要注意保持情緒的穩定，不要過度興奮、激動、生氣、勞累、悲傷等，以免導致冠心病復發。

　　冠心病患者若有便秘的情況，應該適當多食含纖維素的蔬菜，如芹菜、韭菜、菠菜等，或清晨空腹喝一杯淡鹽水，對便秘也有好處。

高血脂症

高血脂症，是指血脂水準過高，可直接引起一些嚴重危害人體健康的疾病，如動脈粥樣硬化、冠心病、胰腺炎等。

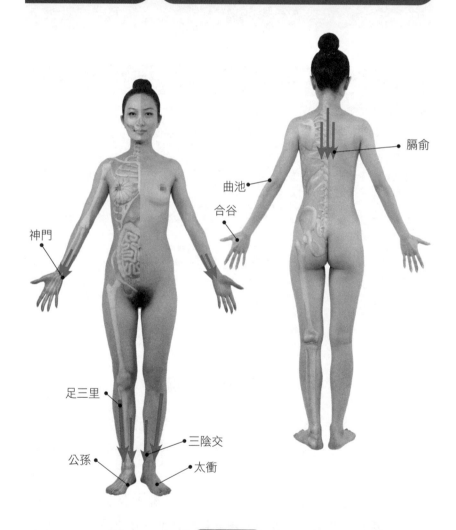

神門

曲池

合谷

膈俞

足三里

公孫

三陰交

太衝

臨床表現

反覆發作的腹痛，有時伴有發熱，有時可出現黃色瘤。

刮痧基本步驟

刮痧體位：俯臥位和坐位。

刮痧的部位：背部、四肢。

刮痧的主要穴位：膈俞、神門、曲池、合谷、足三里、三陰交、公孫、太衝。

刮痧基本操作

1. 刮拭背部的督脈，從身柱到至陽，20～30次。

2. 刮拭背部兩側的膀胱經循行區域，從肺俞往下經過厥陰俞、心俞、督俞刮至膈俞，每側20～30次。

3. 平刮前臂心包經循行區域與心經循行區域，心包經從間使、內關刮拭至腕關節，心經從通里刮拭至神門，每段10～20次。

4. 角刮大腸經循行路線上的曲池和合谷區域，每段10～20次。

5. 刮拭小腿外側的胃經與內側的脾經，胃經刮拭足三里區域，脾經刮拭三陰交區域，每段10～20次。

6. 角刮足部的公孫與太衝，每段10～20次。

大師有話說

　　高血脂的危害是逐漸擴散的、全身性的，一旦診斷為高血脂，就得遵循醫囑，按時用藥。

　　在使用藥物治療的同時，要注意清淡飲食，堅持運動。避免晚餐過量：晚間人的基礎代謝低，食物不容易消化和吸收；同時，晚上活動量少，能量消耗少，進食過量易轉化成脂肪。

肥　胖

肥胖是體內脂肪過多的狀態，是一種多因素的慢性代謝性疾病。實測體重超過標準體重 20% 為肥胖，超重百分比處於 20% ～ 30% 為輕度肥胖，處於 30% ～ 50% 為中度肥胖，超過 50% 為重度肥胖。

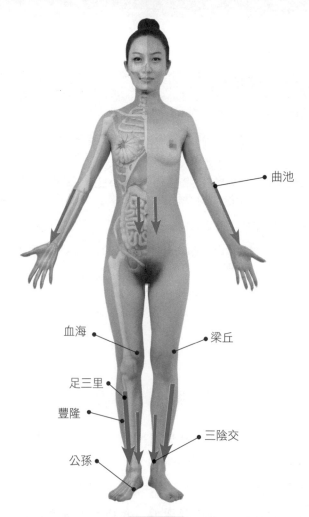

曲池

血海

梁丘

足三里

豐隆

三陰交

公孫

臨床表現

疲乏無力，氣短，嗜睡，腰背痛，怕熱，多汗等。

刮痧基本步驟

刮痧體位：主要為仰臥位。

刮痧的部位：腹部、四肢。

刮痧的主要穴位：曲池、足三里、梁丘、豐隆、血海、三陰交、公孫。

刮痧基本操作

1. 用角刮法刮拭腹部正中的任脈，中間注意繞開肚臍，20～30次。

2. 刮拭腹部的胃經與脾經的循行路線，每段15～20次。

3. 沿著肚臍周圍，逆時針刮拭5～10圈。

4. 直刮手臂上肺經循行的區域，以肘關節為界，分兩段進行，每段20～30次。重點刮拭曲池區域。

5. 刮拭下肢胃經循行區域，以膝關節為界，分兩段進行，每段15～20次。重點刮拭足三里、豐隆、梁丘。

6. 刮拭小趾內側脾經循行區域，主要從血海刮至三陰交，每側15～20次。

7. 用單角刮法刮拭腳部的公孫穴區域，每側10～20次。

大師有話說

　　肥胖症應該注意能量的攝入，要控制肉類、甜品、零食、飲料。不要吃煎炸燻烤燒類食物，避免攝入油膩、辛辣刺激性食物。應該多吃新鮮的蔬果和富含膳食纖維的食物。還應在飯後多運動，減少靜態時間，避免脂肪堆積。

老年癡呆症

老年癡呆症是一類慢性、進行性精神衰退疾病，其病程隱秘，緩慢進展。中醫認為，人老以後氣血虧損，營衛不調，五臟功能失調，清陽不升，濁陰不降，髓海不充，日久可導致發病。

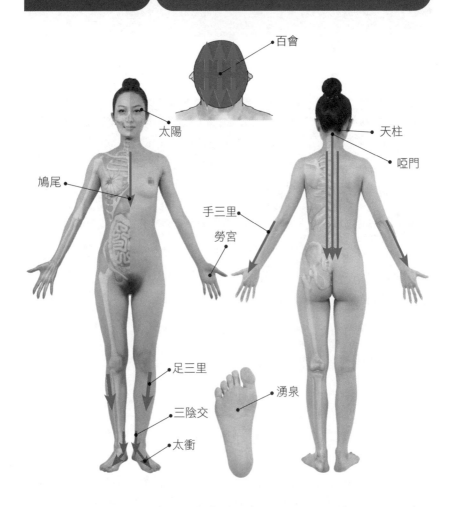

百會

太陽

天柱

啞門

鳩尾

手三里

勞宮

足三里

湧泉

三陰交

太衝

臨床表現

認知功能下降，精神症狀和行為障礙，日常生活能力逐漸下降。

刮痧基本步驟

刮痧體位：俯臥位和仰臥位。

刮痧的部位：頭部、背腰部、胸部、四肢。

刮痧的主要穴位：百會、太陽、天柱、啞門、鳩尾、手三里、勞宮、足三里、太衝、三陰交、湧泉。

刮痧基本操作

1. 以百會為中心，沿著四神聰往四個方向刮拭，每個方向 15～20 次。

2. 在百會、太陽、天柱周圍局部刮拭，每穴 1～2 分鐘。

3. 直線刮拭風府至大椎，20～30 次，重點刮拭啞門和大椎處，以出痧為度。

4. 刮督脈，從大椎依次往下刮拭胸段、腰段及腰骶段，每段 20～30 次。

5. 刮拭督脈旁的膀胱經，從大杼起，依次刮拭胸段、腰段、腰骶段，每段 20～30 次，以出痧為度。

6. 刮拭胸的任脈，從天突刮拭到鳩尾，10～20 次，重點壓揉鳩尾。

7. 刮拭上肢的大腸經與心包經，大腸經從手三里到合谷，心包經從內關到勞宮，每段 20～30 次，重點壓揉合谷、勞宮。

8. 刮拭下肢外側的胃經與肝經，胃經從足三里到豐隆，肝經從三陰交到太衝，每段 15～20 次。壓揉足三里、三陰交、太衝、湧泉。

大師有話說

　　人到老年後，五臟六腑功能日漸衰退，容易受到外界的刺激，所以要保持積極的心態，熱愛生活，保持與周圍環境及人群的接觸，以延緩心理的衰老過程。

　　堅持一定量的體力與腦力活動，不但能促進血液循環及新陳代謝，且能加強神經系統的活動，提高調節能力，這樣有利於防止或延緩智力衰退。

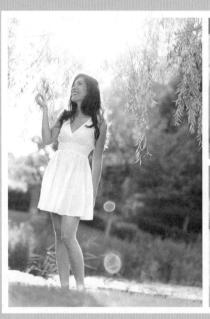
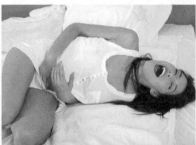
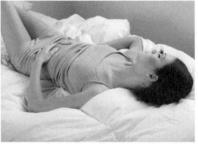

第四章

刮一刮，
夫妻生活不爭吵

感情是人一生的牽絆，在家庭生活中，夫妻和諧對於工作、生活都是一大助力。若是婦科、男科疾病在日常生活中橫行，夫妻生活必會受到影響和困擾。而一些簡單的刮痧，在夫妻相互之間很受歡迎，既可以解決難題，又可以增加夫妻之間的感情。

陽　痿

陽痿是指男性陰莖勃起障礙，表現為在有性慾的情況下，陰莖不能勃起進行正常性交；或陰莖雖能勃起，但不能維持足夠時間的硬度，無法完成性生活。中醫認為，由於虛損、驚恐、濕熱等原因，致使宗筋失養而弛縱，引發本病。

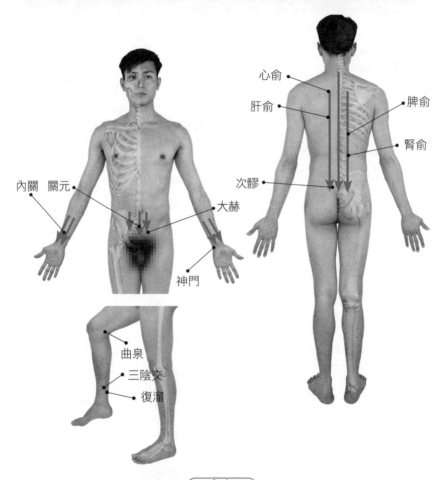

心俞
肝俞
脾俞
腎俞
次髎
內關　關元
大赫
神門
曲泉
三陰交
復溜

臨床表現

　　陰莖痿弱不起，臨房舉而不堅，或堅而不能持久為主，伴有神疲乏力、腰酸膝軟、頭暈耳鳴，陰囊、陰莖冷縮或局部冷濕，精液清稀冰冷，精少或精子活動力低下。

刮痧基本步驟

刮痧體位：俯臥位和仰臥位。

刮痧的部位：背腰部、腹部、四肢。

刮痧的主要穴位：心俞、肝俞、脾俞、腎俞、次髎、關元、大赫、內關、神門、曲泉、三陰交、復溜。

刮痧基本操作

1. 刮拭背腰部的督脈，從上至下刮拭胸段、腰骶段，每段 20～30 次，以局部有溫熱感或出痧為宜。

2. 刮拭兩側的膀胱經，經過心俞，至次髎，20～30 次，重點刮拭心俞、肝俞、脾俞、腎俞、次髎。

3. 刮拭下腹部的任脈，主要從氣海經過關元往下刮拭，10～20 次。

4. 刮拭下腹部任脈旁的腎經，經過大赫往橫骨刮拭，每側 10～20 次。

5. 用單角刮法刮拭手部的內關、神門區域，每穴 10～20 次。

6. 用單角刮法刮拭下肢內側的曲泉、三陰交、復溜，每穴 10～20 次。

大師有話說

　　一旦發生陽痿，應及時找專業男科醫生診治，以便得到醫生對性生活的正確指導和治療。

　　平時也要注意積極進行體育鍛鍊，增強體質，注意休息，做到房事有節有度，調整中樞神經系統的功能失衡。

遺 精

遺精是指不因性交而精液自行洩出的病症，有生理性與病理性的不同。有夢而遺者名為「夢遺」，無夢而遺甚至清醒時精液自行滑出者為「滑精」。中醫認為，因脾腎虧虛，精關不固，或火旺濕熱，擾動精室所致。

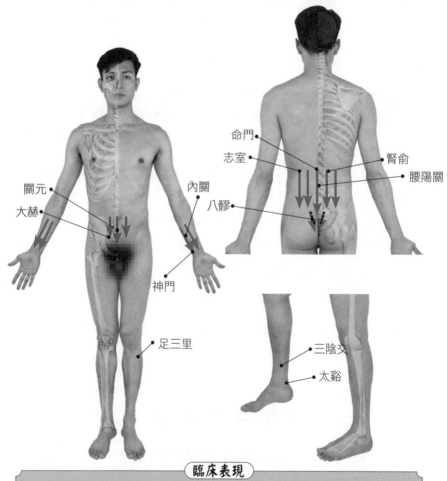

命門
志室
八髎
腎俞
腰陽關

關元
大赫
內關
神門
足三里

三陰交
太谿

臨床表現

　　不因性生活而精液頻繁遺洩，每週 2 次以上，伴有頭暈、耳鳴、健忘、心悸、失眠、腰酸膝軟、精神萎靡，或尿時不爽，少腹及陰部作脹不適等。

刮痧基本步驟

刮痧體位：仰臥位和俯臥位。

刮痧的部位：腰骶部、腹部、四肢。

刮痧的主要穴位：命門、腎俞、關元、大赫、內關、神門、足三里、三陰交、太谿、志室、腰陽關、八髎。

刮痧基本操作

1. 刮拭腰部的督脈，主要從命門往下經過腰陽關至腰骶部，然後刮拭八髎，每段 20 ～ 30 次，以局部產生溫熱感或有出痧為宜。

2. 刮拭腰部兩側的膀胱經的第一和第二側線，第一側線從腎俞往下刮拭至腰骶部，第二側線從志室往下刮拭至腰骶部，每段 20 ～ 30 次。

3. 刮拭下腹部的任脈，主要從關元往下，經過中極到恥骨聯合處，10 ～ 20 次。

4. 刮拭下腹部任脈旁的腎經，經過大赫往橫骨刮拭，每側 10 ～ 20 次。

5. 刮拭手內側的心包經與心經循行區域，主要刮拭內關與神門的局部區域，15 ～ 20 次。

6. 用單角刮法刮拭小腿外側胃經上的足三里，10 ～ 20 次。

7. 刮拭小腿內側脾經上的三陰交和腎經上的太谿，每穴 10 ～ 20 次。

大師有話說

養成良好的生活起居習慣，保持心情舒暢，晚間睡覺前可用熱水泡腳，被子不要蓋得太厚太暖，內褲不宜過緊。在飲食上需要注意少食辛辣刺激性食物及香菸、酒、咖啡。應養成正確的性心理，學會轉移注意力，將主要的精力從對性的關注轉移到學業和事業上，培養和陶冶情操，排除雜念，節制性慾。

早　洩

早洩是在性交過程中射精過早的一種現象，以性交開始即排精，甚至性交前即洩精，不能進行正常性生活為主要表現。中醫認為，多由於房勞過度或頻犯手淫，導致腎精虧耗，腎陰不足，或體虛羸弱，腎氣不固，導致腎陰陽俱虛所致。

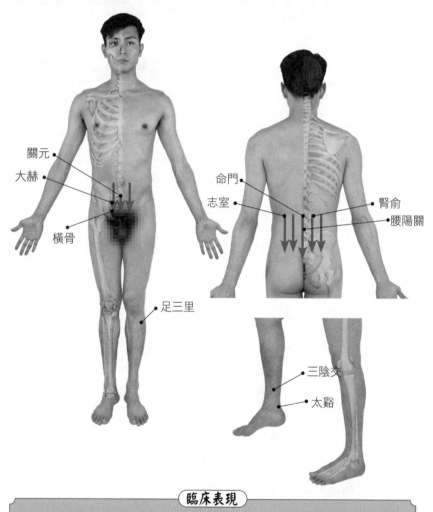

關元
大赫
橫骨
足三里
命門
志室
腎俞
腰陽關
三陰交
太谿

臨床表現

　　伴頭暈耳鳴、腰膝酸軟、精神萎靡、失眠多夢、口苦脅痛、煩悶納呆等症狀。

刮痧基本步驟

刮痧體位：俯臥位和仰臥位。

刮痧的部位：腰部、腹部、下肢。

刮痧的主要穴位：命門、腎俞、關元、大赫、足三里、三陰交、太谿，志室、腰陽關、橫骨。

刮痧基本操作

1. 刮拭腰部的督脈，主要從命門往下刮拭至腰骶部，20～30次，以局部產生溫熱感或有出痧為宜。

2. 刮拭腰部兩側的膀胱經的第一和第二側線，第一側線從腎俞往下刮拭至腰骶部，第二側線從志室往下刮拭至腰骶部，每段20～30次。

3. 刮拭下腹部的任脈，主要從關元往下，經過中極到恥骨聯合處，10～20次。

4. 刮拭下腹部任脈旁的腎經，經過大赫往橫骨刮拭，每側10～20次。

5. 用單角刮法刮拭小腿外側胃經上的足三里，10～20次。

6. 刮拭小腿內側脾經上的三陰交和腎經上的太谿，每穴10～20次。

大師有話說

　　有些食物可以很好地輔助治療早洩，常見的食物包括核桃、羊肉、牛鞭等。除此之外，也建議多吃含鋅食物，如蛋、花生米、牛肉、雞肝等。

　　忌食刺激性食物，刺激性食物會使得患者的生殖系統充血，長期處於充血的狀態很可能會加重患者的病情。

陰 莖 異常勃起

陰莖異常勃起是指在無性興奮、無性慾要求的情況下，陰莖持續勃起不倒，且無任何快感，並常伴有痛感的一種急症。陰莖異常勃起可發生於任何年齡段，包括新生兒。

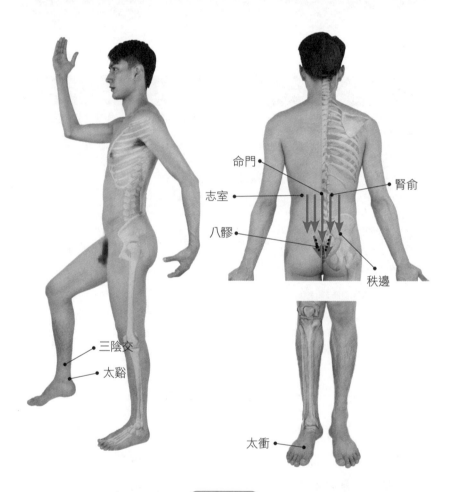

命門
志室
八髎
腎俞
秩邊
三陰交
太谿
太衝

臨床表現

多為夜間陰莖充血時發病，陰莖疼痛，勃起堅硬，或陰莖很少疼痛，不能完全勃起硬度。

刮痧基本步驟

刮痧體位：俯臥位和坐位。

刮痧的部位：腰骶部、下肢。

刮痧的主要穴位：命門、腎俞、志室、秩邊、三陰交、太谿、太衝、八膠。

刮痧基本操作

1. 刮拭腰部的督脈，主要從命門往下經過腰陽關至腰骶部，然後刮拭八膠，每段 20 ～ 30 次，以局部產生溫熱感或有出痧為宜。

2. 刮拭腰部兩側的膀胱經的第一和第二側線，第一側線從腎俞往下刮拭至腰骶部，第二側線從志室往下刮拭至腰骶部，每段 20 ～ 30 次。

3. 用單角刮法刮拭秩邊局部區域，10 ～ 20 次。

4. 用單角刮法刮拭小腿內側脾經的三陰交和腎經的太谿，每穴 10 ～ 20 次。

5. 用刮痧板角部壓揉太衝 1 ～ 3 分鐘。

大 師 有 話 說

　　陰莖異常勃起的患者要清心寡慾，儘量避免性刺激。陰莖久勃經治療軟縮後宜戒除性生活一段時間。戒除手淫，避免性生活時忍精不射。少食容易動火助慾的食物，如酒、牛鞭、羊鞭、羊肉等。

　　陰莖異常勃起如沒有及時治療，會產生嚴重後果，一定要及時治療。不管何種病因引起陰莖異常勃起，首先要停止性生活，避免性刺激，不要諱疾忌醫，要及時赴醫院進行全面治療。

前列腺炎

前列腺炎是現代社會成年男性的常見病之一，是由多種複雜原因引起的前列腺炎症，是由病原體或某些非感染因素引起的，以骨盆區域疼痛或不適、排尿異常等症狀為特徵的疾病。

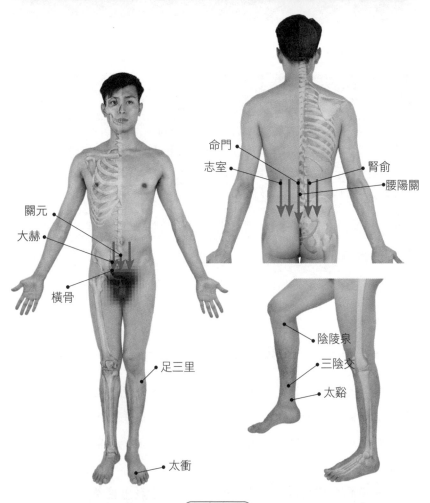

命門
志室
腎俞
腰陽關

關元
大赫
橫骨

陰陵泉
三陰交
太谿

足三里

太衝

臨床表現

尿道症狀為尿急、尿頻，排尿時有燒灼感，排尿疼痛，可伴有排尿終末血尿或尿道膿性分泌物等症狀。

刮痧基本步驟

刮痧體位：俯臥位和仰臥位。

刮痧的部位：背部、腹部、下肢。

刮痧的主要穴位：命門、腎俞、關元、橫骨、大赫、陰陵泉、三陰交、太谿、太衝、志室、腰陽關、足三里。

刮痧基本操作

1. 刮拭背部正中的督脈，從命門往下刮拭到腰骶部，20～30 次。

2. 刮拭督脈旁 1.5 寸的膀胱經，從腎俞往下至膀胱經，然後刮拭八髎，每段20～30 次，以局部有溫熱感或出痧為宜。

3. 刮拭下腹部的任脈，從氣海往下經過關元、中極至曲骨，10～20 次。

4. 刮拭下腹部任脈旁的腎經，主要經大赫往下至橫骨，每側 10～20 次。

5. 刮拭小腿內側的脾經，主要從陰陵泉至三陰交，每側 15～20 次。重點刮拭陰陵泉和三陰交。

6. 用單角刮法刮拭或壓揉太谿、太衝，每穴 1～2 分鐘。

大師有話說

　　前列腺炎患者應儘量減少性交次數，使前列腺得以充分休息，減少充血，促進炎症的早日痊癒。

　　若不注意節慾，則好比火上澆油，造成惡性循環，不僅前列腺炎不易治癒，而且還會使性功能障礙的症狀更加嚴重。

　　在飲食上，避免刺激性食物、溫熱和油膩食物，以免引起前列腺充血，使病情反覆。

不射精

不射精是指性交活動時有正常的興奮，陰莖能勃起，但在性交的過程中達不到性慾高潮，沒有精液射出，或是在其他情況下可射出精液，而在陰道內不射精，因此無法達到性高潮和獲得性快感。

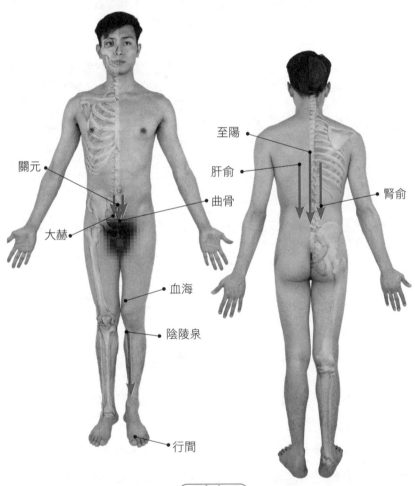

關元
大赫
血海
陰陵泉
行間

至陽
肝俞
曲骨
腎俞

臨床表現

性交時，能維持長時間而不疲軟，但沒有射精的動作，也沒有精液排出體外。

刮痧基本步驟

刮痧體位：仰臥位和俯臥位。

刮痧的部位：背腰部、腹部、下肢。

刮痧的主要穴位：至陽、肝俞、腎俞、關元、曲骨、大赫、血海、陰陵泉、行間。

刮痧基本操作

1. 刮拭背部的督脈，從至陽向下至腰陽關，20～30次。

2. 刮拭背腰部兩側的膀胱經循行區域，從上經過肝俞、腎俞往下至腰骶部，每側20～30次，以局部有溫熱感或出痧為宜。

3. 刮拭下腹部的任脈，主要從關元刮拭至曲骨，10～20次。

4. 刮拭下腹部任脈兩側的腎經，從大赫至橫骨，每側10～20次。

5. 刮拭小腿內側脾經上的血海和陰陵泉局部區域，每穴10～20次。

6. 用刮痧板角部壓揉行間1分鐘。

大師有話說

　　要創造一個溫馨舒適的性交環境，有一定的情調，不能有任何外來的干擾，更不能擔心旁人知悉或窺視。這樣男方心情上會相當放鬆，對於激發性興奮大有好處。

　　在開始性生活前15～20分鐘，男方可進行陰莖、陰囊、會陰、大腿內側等部位的熱敷，水溫60℃左右。加強性生活前的性誘導。

乳腺增生

乳腺增生主要以乳房週期性疼痛為特徵，其本質上不是炎症，也不是腫瘤，而是乳腺正常組織結構的紊亂。乳腺組織增生及退行性變，與內分泌功能紊亂密切相關，其發病原因主要是由於內分泌急速失調所致。

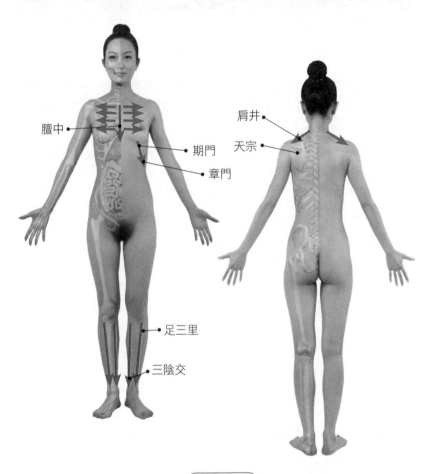

膻中
期門
章門
肩井
天宗
足三里
三陰交

臨床表現

乳腺脹痛，可同時累及雙側，但多以一側偏重。月經前脹痛明顯，月經過後即見減輕並逐漸停止，下次疼痛再度出現。整個乳房有彌漫性結節感，並伴有觸痛。

刮痧基本步驟

刮痧體位：俯臥位和仰臥位。

刮痧的部位：肩部、背腰部、胸部、下肢。

刮痧的主要穴位：肩井、天宗、膻中、期門、章門、足三里、三陰交。

刮痧基本操作

1. 刮拭肩上膽經的循行路線，每側 20～30 次，重點在肩井，採用壓揉法。再點壓肩甲部的天宗。

2. 刮拭背腰部脊柱旁的膀胱經，從肝俞至腎俞，每側 20～30 次，重點刮拭肝俞、脾俞、腎俞。

3. 從乳房邊緣沿著乳腺管向乳頭方向，用輕刮法均勻刮拭，力道輕，手法柔和，每個方向 10～20 次。禁刮乳頭。

4. 刮拭胸部正中的任脈，重點刮拭膻中穴區，手法要輕，10～20 次為宜。

5. 用刮痧板角部沿著肋間隙輕刮屋翳和乳根穴區域，10～20 次。

6. 刮拭脅肋部的肝經循行區域，從期門刮至章門，10～20 次。

7. 刮拭小腿外側的胃經與內側的脾經循行路線，每段 15～20 次。

大師有話說

　　乳腺增生者應吃低脂肪並富含維生素的飲食，儘量避免攝入過高的脂肪和動物蛋白，保持營養搭配均衡。平時要多吃白菜、豆製品、海帶、魚類、優酪乳。

　　可服用中藥進行調節，病情較嚴重者有必要在醫生的建議下進行手術治療。

月經不調

月經是機體受垂體前葉及卵巢內分泌激素的調節而呈現的有規律的週期性子宮內膜脱落現象。

月經不調是指月經的週期、經色、經量、經質發生了改變。如垂體前葉或卵巢功能異常，就會發生月經不調。

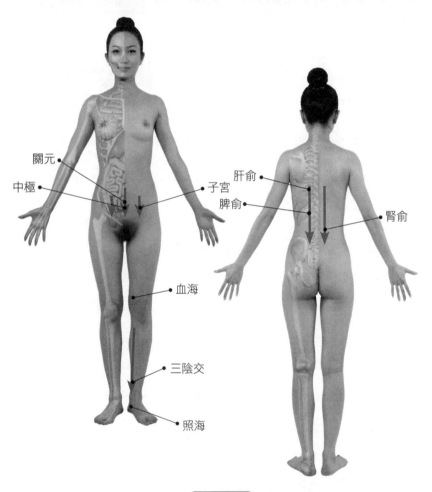

關元

中極

肝俞

脾俞

子宮

腎俞

血海

三陰交

照海

臨床表現

月經過多，或持續時間過長，或淋漓出血，或內分泌調節系統失調，所引起的子宮異常出血，閉經，甚至絕經。

刮痧基本步驟

刮痧體位：俯臥位和仰臥位。

刮痧的部位：背腰部、腹部、下肢。

刮痧的主要穴位：肝俞、脾俞、腎俞、關元、中極、子宮、血海、三陰交、照海。

刮痧基本操作

1. 刮拭背腰部的膀胱經循行路線，從肝俞至腎俞，每側 15～20 次，重點刮拭肝俞、脾俞、腎俞。

2. 用角刮法刮拭腹部正中的任脈，從關元刮至中極，手法稍重，20～30 次。壓揉關元、中極。

3. 用刮痧板角部刮拭腹部的子宮穴，20～30 次。

4. 刮拭下肢內側的脾經循行區域，以膝關節為界，分兩段進行，主要是從血海到三陰交，每段 15～20 次。在血海與三陰交穴進行壓揉。

5. 刮拭小腿內側的神經循行區域，每側 15～20 次。

6. 用單角刮法刮拭照海穴區域，10～20 次。

大師有話說

　　月經來臨時，勿食用寒涼的食物，要注意保暖，勿食酸醋以及螃蟹、田螺等寒涼食物，以免引起月經驟止或淋漓不淨、疼痛加劇。

　　勿提重物及做劇烈運動，以免下腹部用力，造成經血過多或延長，但可做溫和的運動，可放鬆肌肉促進血液循環。

痛　經

痛經是指婦女在月經前後或經期，出現下腹部或腰骶部劇烈疼痛。中醫認為痛經是因情志所傷，外感六淫的影響，導致衝任脈受阻；或是因體質不好，胞宮失去濡養，致使經期或經行前後呈週期性小腹疼痛的月經病。

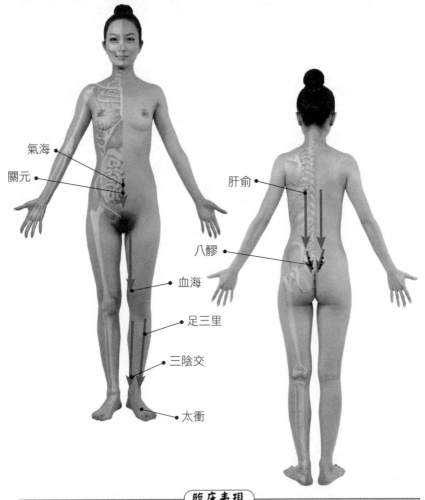

氣海

關元

肝俞

八髎

血海

足三里

三陰交

太衝

臨床表現

　　經氣或經行前後小腹疼痛，痛及腰骶，伴有噁心、嘔吐、腹瀉，甚至暈厥。

刮痧基本步驟

刮痧體位：仰臥位與俯臥位。

刮痧的部位：背腰部、腹部、下肢。

刮痧的主要穴位：八髎、氣海、關元、足三里、血海、三陰交、太衝、肝俞。

刮痧基本操作

1. 刮拭背腰部的膀胱經，主要從肝俞往下，至八髎，每側 20～30 次。刮痧的長度過長，可分兩段進行。

2. 在刮腹部之前，先用手按揉腹部，消除緊張情緒。刮拭腹部肚臍以下的任脈，主要從氣海至曲骨，10～20 次，重點刮拭氣海、關元。

3. 刮拭小腿外側的胃經循行路線，從足三里至豐隆，每側 10～20 次，重點刮拭足三里。

4. 刮拭下肢內側的脾經循行路線，以膝關節為界，分上下兩段進行，每段 10～20 次。

5. 用刮痧板角部壓揉下肢重點穴位，足三里、血海、三陰交、太衝，每穴 10～20 下。

大師有話說

　　大部分女性的痛經都是宮寒所致，因此平時要特別注意保暖，少吃或不吃辛辣、生冷、高糖和寒性食物。適當的運動能增強體質，但在經期不能做劇烈運動，否則容易患上子宮內膜異位症，從而加重痛經的症狀。

　　月經來潮，更應避免一切生冷及不易消化和刺激性食物，如辣椒、生蔥、生蒜、胡椒、烈性酒等。

閉 經

女子超過 18 歲，但月經仍然不來潮，或是已有月經週期但是又中斷 6 個月以上，均可稱為閉經。前者為原發性閉經，後者為繼發性閉經。多為內分泌系統的月經調節功能失常、子宮因素以及全身性疾病所致。

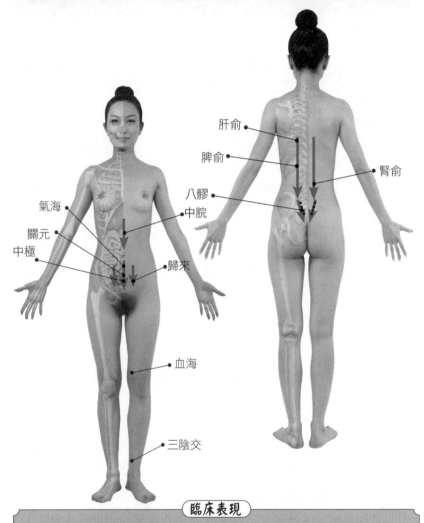

肝俞
脾俞
腎俞
八髎
氣海
關元
中極
中脘
歸來
血海
三陰交

臨床表現

形體瘦弱，面色蒼白，頭昏目眩，精神疲倦，腹部硬滿脹痛，大便乾燥，憂鬱惱怒等。

刮痧基本步驟

刮痧體位：俯臥位與仰臥位。

刮痧的部位：背部、腰骶部、腹部、下肢。

刮痧的主要穴位：肝俞、脾俞、腎俞、八髎、中脘、氣海、關元、中極、歸來、血海、三陰交。

刮痧基本操作

1. 刮拭背腰部的督脈，胸段、腰段以及骶段，每段 20 ～ 30 次。

2. 刮拭兩側的膀胱經，從上往下，經肝俞、脾俞、腎俞往下刮拭至腰骶部，然後刮拭八髎，每側 20 ～ 30 次。

3. 刮拭腹部正中的任脈，中間避開肚臍，上腹部主要刮拭上、中、下三脘，下腹部從氣海、關元往下刮拭至中極，每段 10 ～ 20 次。

4. 刮拭腹部兩側的胃經，從天樞經歸來往下刮拭，每側 10 ～ 20 次。

5. 用單角刮法刮拭下肢內側脾經的血海與三陰交區域，10 ～ 20 次。

大師有話說

　　閉經婦女容易產生較大的心情波動，日常生活中應多加注意。建議平時要堅持鍛鍊身體，多出去散心，減輕各方面的壓力和煩惱，保持良好的心情，保持平和的心態。

　　此外，還要多吃蔬果，多喝水，適當補充鈣劑，防止發生骨質疏鬆的情況。

崩　漏

西醫稱為功能性子宮出血，指婦女非週期性子宮出血。其發病急驟，暴下如注，大量出血者為「崩」；病勢緩，出血量少，淋漓不絕者為「漏」。崩與漏雖出血情況不同，但在發病過程中兩者常互相轉化，故臨床多以崩漏並稱。

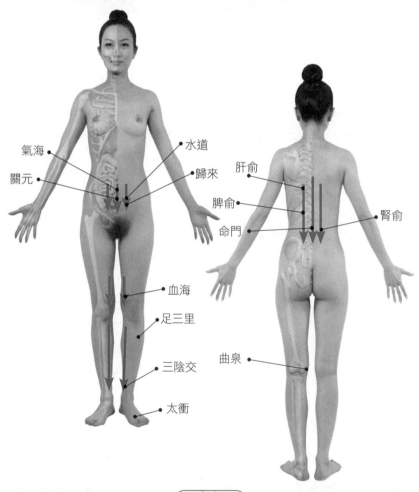

氣海
關元
水道
歸來
肝俞
脾俞
命門
腎俞
血海
足三里
三陰交
曲泉
太衝

臨床表現

　　月經週期紊亂，出血時間延長，經量增多，甚至大量出血或淋漓不止。

刮痧基本步驟

刮痧體位：俯臥位和仰臥位。

刮痧的部位：背腰部、腹部、下肢。

刮痧的主要穴位：命門、肝俞、脾俞、腎俞、氣海、關元、水道、歸來、血海、三陰交、曲泉、足三里、太衝。

刮痧基本操作

1. 刮拭背腰部的督脈，從至陽往下刮拭至命門，20～30次。

2. 刮拭背腰部兩側的膀胱經，主要從膈俞往下經肝俞、脾俞至腎俞，每側20～30次，以出痧為佳。

3. 刮拭下腹部的任脈，主要從氣海經關元往下刮拭，10～20次。

4. 刮拭腹部兩側的胃經，經過水道、歸來往下刮拭，每側10～20次。

5. 刮拭小腿外側胃經循行上的足三里區域，每側10～20次。

6. 刮拭下肢內側的脾經，主要從血海到三陰交，以膝關節為界，分兩段進行，大腿局部刮拭血海，小腿從陰陵泉刮至三陰交，重點刮拭三陰交，每段10～20次。

7. 刮拭小腿內側肝經循行上的曲泉區域，每側10～20次。用刮痧板角部點揉足部太衝1～3分鐘。

大師有話說

　　崩漏發生的時候一定要注意起居的調養，千萬不要太過於勞累，因為人體有失血，身體會比較虛弱。有的人會有頭暈目眩、心悸等症狀，這時候就需要臥床休養，待流血減少或是停止之後，可根據個人的身體狀況做一些輕微的活動，但是一定要注意不能太過於勞累，以免導致出血的症狀越來越嚴重。

帶下病

帶下病指陰道分泌多量或少量的白色分泌物，有臭味及異味，色澤異常，常與生殖系統局部炎症、腫瘤或身體虛弱等因素有關。中醫學認為本病多因濕熱下注或氣血虧虛，致帶脈失約、衝任失調而致。

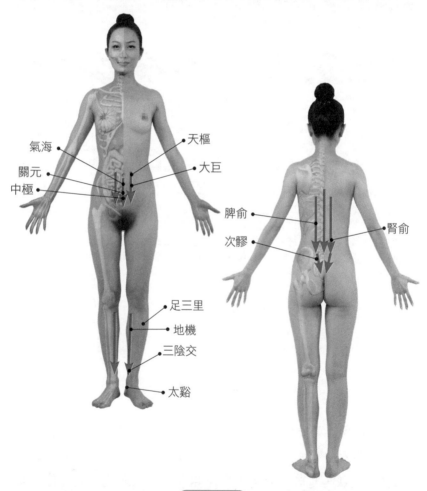

氣海
關元
中極
天樞
大巨

脾俞
次髎
腎俞

足三里
地機
三陰交
太谿

臨床表現

　　婦女陰道分泌物增多，連綿不斷，或有色澤、質地及氣味發生異常等改變。

刮痧基本步驟

刮痧體位：仰臥位和俯臥位。

刮痧的部位：背腰部、腹部、下肢。

刮痧的主要穴位：脾俞、腎俞、次髎、氣海、關元、中極、天樞、大巨、足三里、地機、三陰交、太谿。

刮痧基本操作

1. 刮拭背腰部的督脈，從至陽往下刮至腰骶部，20～30次。

2. 刮拭背腰部兩側的膀胱經，經脾俞、腎俞、氣海俞往下至腰骶部，然後刮拭八髎，重點為次髎，每段20～30次。

3. 刮拭腹部正中的任脈，主要從下腹部的氣海經關元刮拭至中極，10～20次。

4. 刮拭腹部兩側胃經的循行區域，主要從天樞經過大巨往下刮拭，每側10～20次。

5. 刮拭小腿外側胃經的循行區域，主要刮拭足三里局部區域，每側10～20次。

6. 刮拭小腿內側的脾經，從地機刮拭至三陰交，每側10～20次。

7. 用刮痧板角部點揉足踝部腎經上的太谿，1～3分鐘。

大師有話說

　　帶下病經常會提示女性可能患有婦科炎症及宮頸糜爛，應該注意及時治療。平時一定要養成良好的衛生習慣，勤換內衣物，保持下部清潔。經常運動可促進盆腔的血液循環，有利於維護生殖系統的正常功能，因此也要注意鍛鍊身體。忌食肥甘厚味及甜膩食品，如肥肉、糯米糍粑等，以免留濕生痰。

子宮脱垂

子宮脱垂是指子宮位置沿陰道下移，低於坐骨棘水平以下，甚至部分或全部子宮脱出陰道口外。其病因為支托子宮及盆腔臟器的組織損傷或失去支托力，以及驟然或長期增加腹壓所致。

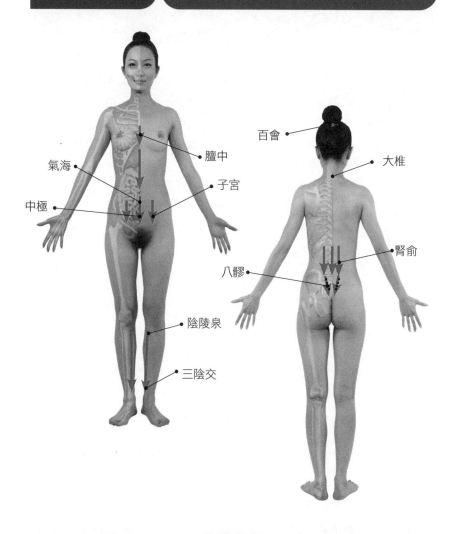

膻中

氣海

子宮

中極

百會

大椎

腎俞

八髎

陰陵泉

三陰交

臨床表現

小腹墜脹，帶下量多，腰酸腿軟，氣短神疲，頭暈等。

刮痧基本步驟

刮痧體位：俯臥位和仰臥位。

刮痧的部位：頭部、背部、腰骶部、胸部、腹部、下肢。

刮痧的主要穴位：百會、大椎、腎俞、八髎、膻中、氣海、中極、子宮、陰陵泉、三陰交。

刮痧基本操作

1. 以百會為界刮拭後頭部，主要從百會刮拭至後頭部的風府、風池，每段15～20次。然後局部壓揉百會。

2. 刮拭腰骶段的膀胱經，20～30次。局部刮拭大椎穴15～20次。

3. 刮拭腰骶兩側的膀胱經，經過腎俞往下，八髎，每側20～30次。

4. 用單角刮法刮拭胸部的膻中區域，從上往下，力道不宜過重，10～20次。

5. 刮拭腹部的任脈，繞開肚臍，上腹部的上、中、下三脘，然後刮拭下腹部的氣海到中極，每段10～20次。

6. 刮拭腹部的奇穴子宮穴區域，10～20次。

7. 刮拭小腿內側的脾經，從陰陵泉刮至三陰交，10～20次。

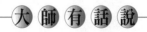

大師有話說

　　過度的負重作用及體姿用力是子宮脫垂的重要原因之一，加強婦女的勞動保護，是預防和減少子宮脫垂的可靠保證。

　　子宮脫垂者要加強體育鍛鍊，增強體質，注意「四期」衛生，避免超重勞動和長期蹲、站位勞動。節制性生活，並注意避孕，以減少生產和流產的次數，是預防本病的重要措施。

子宮肌瘤

子宮肌瘤是女性生殖器官中最常見的一種良性腫瘤，也是人體中最常見的腫瘤之一，又稱為纖維肌瘤、子宮纖維瘤。多發生於 30 ～ 50 歲之間。主要由於情志抑鬱、飲食內傷、感受外邪、臟腑不和等導致氣滯血瘀，久則為癥而成。

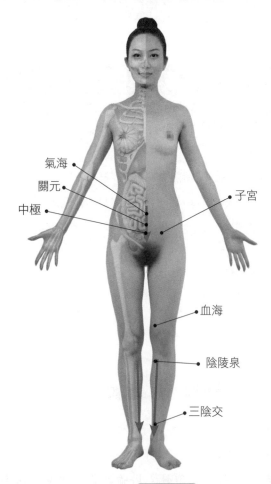

氣海
關元
中極
子宮
血海
陰陵泉
三陰交

臨床表現

子宮出血，腹部包塊及壓迫症狀，有下腹墜脹感，腰背酸痛，白帶增多，不孕或流產等。

刮痧基本步驟

刮痧體位：主要為仰臥位。

刮痧的部位：腹部、下肢。

刮痧的主要穴位：氣海、關元、中極、子宮、血海、陰陵泉、三陰交。

刮痧基本操作

1. 用角刮法從上到下刮拭腹部正中的任脈，主要從氣海經過關元刮至中極，力道稍重，20～30次。

2. 用單角刮法局部刮拭曲骨，20～30次。

3. 用角刮法刮拭腹部兩邊的神經循行區域，20～30次，在橫骨上重點刮拭。

4. 用刮痧板的角部壓揉子宮穴1分鐘。

5. 刮拭下肢內側的脾經，15～20次。在脾經上的血海、陰陵泉、三陰交上重點刮拭，以局部有溫熱或出痧為宜。

大師有話說

　　確診為子宮肌瘤後，應定期到醫院檢查。如肌瘤增大緩慢或未曾增大，可半年復查1次；如增大明顯，則應考慮手術治療，以免嚴重出血或壓迫腹腔臟器。

　　患者應養成良好的生活習慣，合理地安排作息，早睡早起，不要熬夜。要保持愉悅的心情，別給自己太大的壓力，壓力過重與憂慮過度都是引發子宮肌瘤的誘因。

　　飲食宜清淡，應富含足夠的營養，糾正偏食及不正常的飲食習慣，不宜常食刺激性食物、海產品等。

慢性盆腔炎

慢性盆腔炎指的是女性內生殖器官、周圍結締組織及盆腔腹膜發生的慢性炎症，反覆發作，經久不癒。常因為急性炎症治療不徹底，或因患者體質差，病情遷延所致。

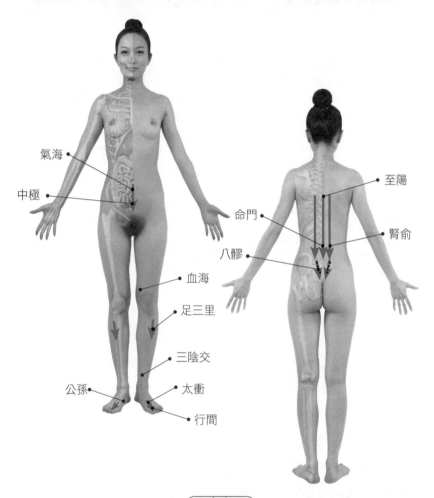

氣海
中極
血海
足三里
三陰交
公孫
太衝
行間

至陽
命門
腎俞
八髎

臨床表現

下腹墜痛或腰骶部酸痛，拒按，伴有低熱、白帶多、月經不調、痛經，嚴重者可導致不孕。

刮痧基本步驟

刮痧體位： 俯臥位和仰臥位。

刮痧的部位： 背腰部、腹部、下肢。

刮痧的主要穴位： 至陽、命門、腎俞、八髎、氣海、中極、足三里、血海、三陰交、公孫、太衝、行間。

刮痧基本操作

1. 刮拭背腰部的督脈，從至陽往下刮拭至命門，20～30次。

2. 刮拭背腰部兩側的膀胱經，主要從膈俞刮至腎俞，然後刮拭八髎，每段20～30次，以出痧為佳。

3. 刮拭腹部正中的任脈，從氣海經過關元刮至中極，10～20次。

4. 刮拭腹部兩側胃經循行區域上的歸來區域，每側10～20次。用單角刮法刮拭腹部經外奇穴子宮，每側10～20次。

5. 刮拭小腿外側胃經循行區域上的足三里區域，每側10～20次。

6. 刮拭小腿內側的脾經循行區域，上段主要刮拭血海區域，下段主要刮拭三陰交區域，每段10～20次。用單角刮法刮拭足部的公孫區域，每側10～20次。

7. 刮拭足部的肝經，從行間到太衝，每側10～20次。

大師有話說

　　由於慢性盆腔炎的病程時間長，所以，無論在治療時，還是在治癒後，一定要注意自身衛生及飲食保健，注意補充營養，以清淡及易消化的食物為主，不食或少食過冷的食物。若是飲食不當、衛生不潔，那麼盆腔炎非常容易反覆。

產後缺乳

產後哺乳期間，乳汁分泌量少或全無，不能滿足乳兒需要，稱為產後缺乳。臨床認為，產後缺乳與乳腺發育不良，或分娩出血過多，或授乳方法不正確，或疲勞過度，或恐懼、心情不暢等因素有關。

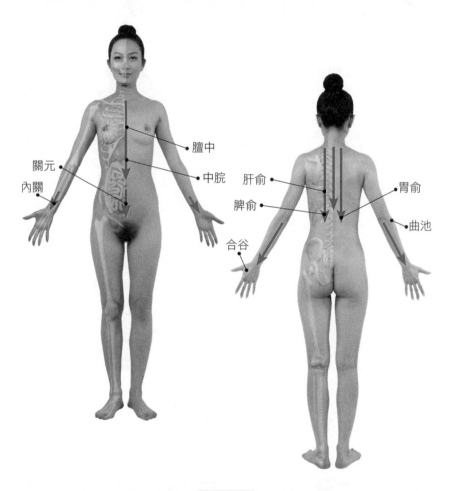

膻中
關元
內關
中脘
肝俞
脾俞
胃俞
曲池
合谷

臨床表現

　　虛證者乳汁清晰，面色蒼白，飲食減少；實證者乳房脹痛，胸悶，便秘。

刮痧基本步驟

刮痧體位：俯臥位和仰臥位。

刮痧的部位：背腰部、胸部、腹部、上肢。

刮痧的主要穴位：肝俞、脾俞、胃俞、膻中、中脘、關元、曲池、內關、合谷。

刮痧基本操作

1. 從上到下刮拭背腰部的督脈，20～30次，有溫熱感或出痧為宜。

2. 從上到下刮拭背腰部兩側的膀胱經，20～30次，重點刮拭肝俞、脾俞、胃俞。

3. 刮拭胸部的膻中區域，從上到下，10～20次。

4. 沿著乳腺管向乳頭反方向，用輕刮法均勻刮拭，力道輕，手法柔和，每個方向刮10～20次，禁刮乳頭。

5. 刮拭腹部的任脈，從上到下，中間繞開肚臍，15～20次，主要刮拭中脘和關元。

6. 刮拭手臂內側的心包經，主要從內關往下刮至腕關節，10～20次。然後用刮痧板角部壓揉曲池1分鐘。

7. 刮拭手臂背側的三焦經和全部前臂的循行區域，10～20次。然後用刮痧板角部壓揉合谷1分鐘。

大師有話說

提倡早期哺乳、定時哺乳，促進乳汁的分泌，產婦新產後一般於6～8小時就鼓勵給嬰兒哺乳，最早的可於產後0.5～1小時即給嬰兒餵奶，強調母嬰同室。

此外，產婦要保持情緒樂觀，心情舒暢，適當鍛鍊，維護氣血調和，這樣有助於乳汁的化生。

產後腹痛

產後腹痛是指產婦分娩後，由於不協調的局部子宮收縮而引起的下腹部疼痛。

一般 3～4 天自行消失，嚴重或持續時間較長者需治療。

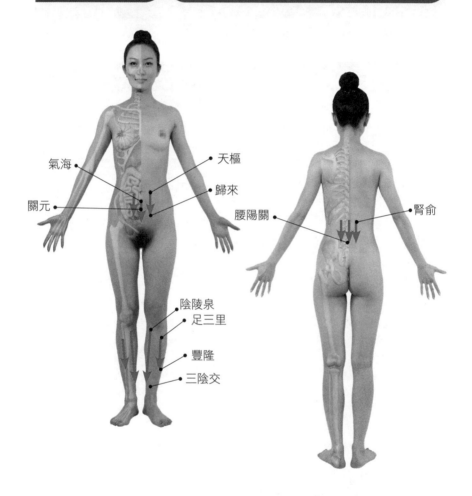

氣海
天樞
歸來
關元
腰陽關
腎俞
陰陵泉
足三里
豐隆
三陰交

臨床表現

產後至產褥期內出現小腹部陣發性劇烈疼痛，或小腹隱隱作痛，多日不解，不伴寒熱。常伴有惡露量少，色紫黯有塊，排出不暢；或惡露量少，色淡紅。

刮痧基本步驟

刮痧體位：仰臥位和俯臥位。

刮痧的部位：腰骶部、腹部、下肢。

刮痧的主要穴位：腰陽關、腎俞、關元、氣海、天樞、歸來、足三里、三陰交、陰陵泉、豐隆。

刮痧基本操作

1. 刮拭腰段的督脈，刮至腰陽關，20～30次。然後壓揉腰陽關。

2. 刮拭腰段的膀胱經，經過腎俞往下至腰骶部，每側20～30次。

3. 刮拭腹部正中的任脈，主要從氣海往下經過關元刮至曲骨，15～20次。

4. 刮拭腹部任脈旁的胃經，從天樞往下經過歸來向下刮，每側15～20次。

5. 刮拭小腿外側的胃經，從足三里至豐隆，10～20次，主要刮拭足三里。

6. 刮拭小腿內側的脾經，從陰陵泉到三陰交，10～20次，主要刮拭三陰交。

大師有話說

　　對產後嚴重的腹痛，同時伴有陰道流血，或伴有發熱，惡露顏色發暗或有臭味，則要引起警惕，要考慮可能是子宮裡殘留了胎盤碎塊，或是生殖道感染，得了產褥熱等，應及時請醫生診治。

　　產婦在生產之後，應儘快消除恐懼與緊張的情緒，注意保暖，切忌飲冷受寒，飲食應清淡，要保證大便通暢。產婦不要臥床休息，應及早起床活動，按照個人的體力以增加活動量。

產後尿瀦留

一般產婦在產後 4 ～ 6 小時內就能自己排尿，如果產後 6 小時以上不能正常排尿，而且膀胱漲滿，稱為產後尿瀦留。本病是常見症狀之一，多發生於初產婦，特別是手術分娩及行會陰切開者居多。

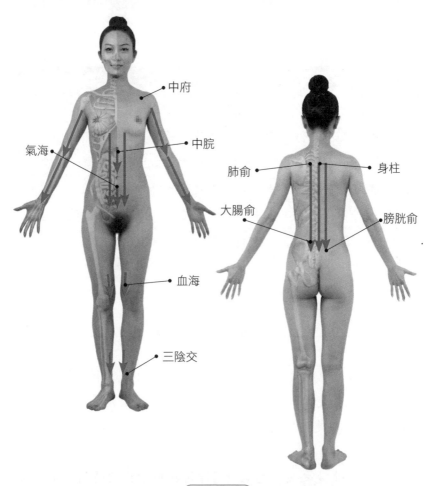

中府

中脘

氣海

肺俞

身柱

大腸俞

膀胱俞

血海

三陰交

臨床表現

小腹急脹，或脹滿而痛，或排尿淋漓不斷或夾有血絲，面色㿠白或晦暗，四肢無力，腰酸背痛等。

刮痧基本步驟

刮痧體位：俯臥位和仰臥位。

刮痧的部位：背腰部、胸腹部、四肢。

刮痧的主要穴位：身柱、肺俞、大腸俞、膀胱俞、中府、中脘、氣海、血海、三陰交。

刮痧基本操作

1. 刮拭背腰部的督脈，從身柱開始往下至腰骶部，可分兩段進行，每段 20 ～ 30 次。

2. 刮拭背腰部兩側的膀胱經，從肺俞開始往下，經過大腸俞刮拭至膀胱俞，可分兩段進行，每段 20 ～ 30 次。

3. 用單角刮法刮拭胸部的中府區域，每側 10 ～ 20 次。

4. 刮拭腹部正中任脈循行路線上的中脘與氣海區域，每段 10 ～ 20 次。刮拭兩側胃經循行路線上的天樞區域，10 ～ 20 次。

5. 刮拭上肢的整條心包經，從肩關節刮拭至腕關節，可分兩段進行，每段 15 ～ 20 次。

6. 刮拭足部內側脾經循行路線上的血海與三陰交區域，每段 10 ～ 20 次。

大師有話說

　　產婦應在生產後 4 小時主動排尿，如果排尿很困難的話，也應該在 3 ～ 4 小時做一次排尿的動作，這樣有利於鍛鍊膀胱逼尿肌和腹肌的收縮力。常用溫水沖洗外陰，做排尿動作時聽一些流水聲，可疏導排尿。

　　新媽媽不要總躺在床上，躺在床上容易降低排尿的敏感度，有可能阻礙尿液的排出。

外陰瘙癢

外陰瘙癢是外陰各種不同病變所引起的一種症狀，多發生在陰蒂、小陰唇，也可波及大陰唇、會陰和肛周。當瘙癢加重時，患者多坐臥不安，以致影響生活和工作。患處的皮膚由於反覆刺激和搔抓可繼發病變。

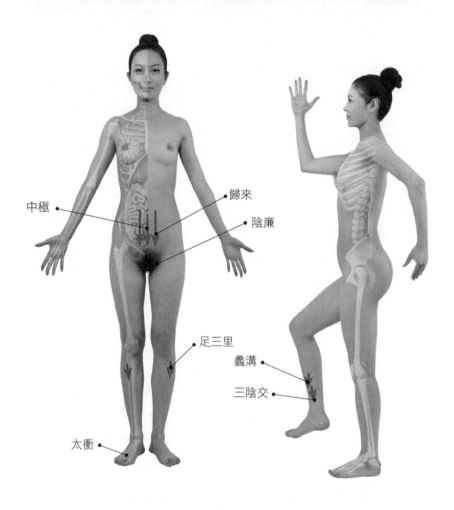

中極　　　　　　　　　　　　歸來

陰廉

足三里

蠡溝

三陰交

太衝

臨床表現

陣發性發作，一般夜間重，瘙癢重者，可見皮膚抓痕。

刮痧基本步驟

刮痧體位：仰臥位。

刮痧的部位：腹部、下肢。

刮痧的主要穴位：中極、歸來、陰廉、足三里、蠡溝、三陰交、太衝。

刮痧基本操作

1. 刮拭腹部正中的任脈，主要經過中極往下刮至曲骨，20～30次，以局部有溫熱感或有出痧為宜。

2. 刮拭任脈旁的胃經，經過歸來往下刮拭，每側20～30次。以局部有溫熱感或有出痧為宜。

3. 用角刮法刮拭腹股溝部的陰廉，20～30次。以局部有溫熱感或有出痧為宜。

4. 刮拭下肢外側胃經循行上的足三里區域，每側15～20次，以局部有溫熱感或有出痧為宜。

5. 刮拭小腿內側肝經上的蠡溝和脾經上的三陰交區域，每穴10～20次。

6. 用刮痧板角部壓揉足部的太衝1分鐘，以有酸痛感為宜。

大師有話說

　　正常女性的外陰有自潔的作用，一週洗3～4次，用溫水清洗。如非必要，最好不要用肥皂、鹽水或者任何洗滌劑，因為藥劑中含有鹼性成分，過分地清洗消毒反而會使外陰的菌群失調，導致局部發炎，使瘙癢的程度更為嚴重。

　　不要穿丁字褲或緊身的內褲，也不要穿緊身的褲子，要多穿寬鬆透氣的褲子。避免食用辛辣刺激食物，多吃蔬菜，保持大便通暢。

更年期綜合徵

更年期綜合徵是由雌激素水準下降而引起的一系列症狀。更年期婦女，由於卵巢功能減退，垂體功能亢進，分泌過多的促性腺激素，引起自主神經功能紊亂，伴有神經心理症狀的一組症候群。

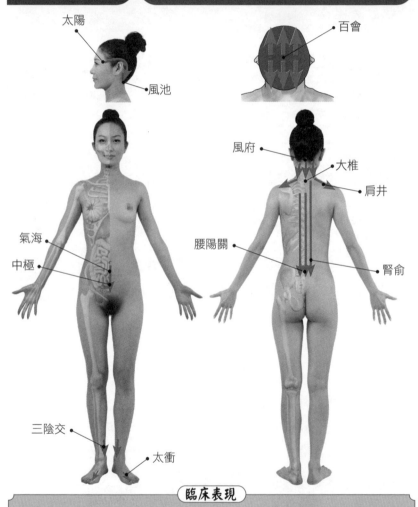

太陽
風池
百會
風府
大椎
肩井
氣海
中極
腰陽關
腎俞
三陰交
太衝

臨床表現

　　月經紊亂，煩躁易怒，烘熱汗出，心悸失眠，頭暈耳鳴，健忘，多疑，性慾減退，面部或下肢水腫，倦怠無力，納呆便溏，甚至神經異常。

刮痧基本步驟

刮痧體位：俯臥位和仰臥位。

刮痧的部位：頭部、肩井部、背腰部、下肢。

刮痧的主要穴位：百會、風府、風池、太陽、肩井、大椎、腰陽關、腎俞、中極、氣海、三陰交、太衝。

刮痧基本操作

1. 刮拭後頭部，以百會為起點，向後部的風府、風池方向刮拭；然後刮拭前頭部，從百會向前部的上行、頭維方向刮拭。每段 10～20 次。

2. 從太陽沿著耳上緣做弧線刮痧，至風池，力道由輕到重，最後減力輕刮，每側 20～30 次。然後用刮痧板角部壓揉百會、太陽、風池、風府，每穴 1 分鐘。

3. 刮拭頸部的督脈，從風府至大椎，10～20 次。

4. 刮拭頸部膀胱經，從天柱至大腸俞，20～30 次。

5. 從風池往下經過肩井刮拭至肩峰，可分為兩段進行，每段 10～20 次。

6. 刮拭背腰部的督脈，從陶道至腰陽關，20～30 次。

7. 刮拭小腹部的任脈，主要從氣海經過關元至中極，20～30 次。

8. 用單角刮法刮拭下肢的三陰交和太衝局部區域，每穴 10～20 次。

大師有話說

　　更年期是自然的生理過程，首先，調整好自己的心態，保持樂觀情緒，消除不應有的恐懼和焦慮。平時需要注意勞逸結合，工作、生活應有規律，睡前不飲酒，不喝茶，不看驚險和悲慘的影片，以保持良好的睡眠。其次，堅持適當的身體鍛鍊，減慢體力下降，使自己有充足的精力和體力投入工作和生活中。

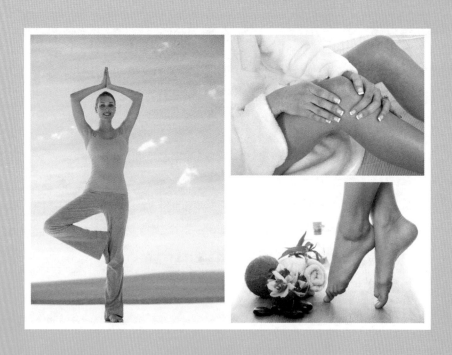

第五章

刮一刮，
頸肩腰腿筋骨鬆

現代人工作壓力大，且很少鍛鍊，經常感覺到身體酸痛及疲勞。

刮痧能起到調整人體經脈流通、順氣活血的作用，能夠舒緩人體某些部位長時間勞累形成的酸痛，減輕人體疲憊，有利於身心健康。

落　枕

落枕又稱「失枕」，是一種常見病，好發於青壯年，以冬春季多見。落枕主要原因來自勞損，但也有由於勞損之後，感受風寒濕等邪氣，導致頸部經絡阻滯而發病。

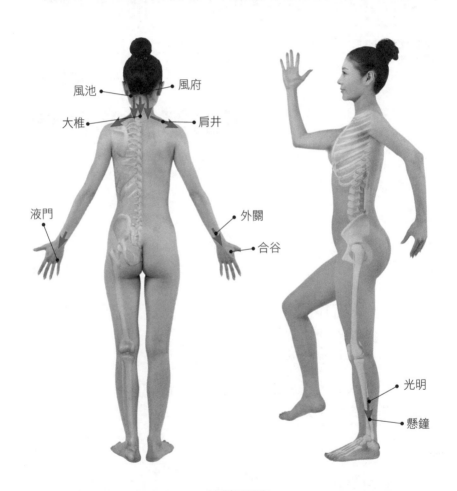

風池　　風府

大椎　　肩井

液門

外關

合谷

光明

懸鐘

臨床表現

起床後感覺頸後部、上背部疼痛不適，以一側為多，或有兩側俱痛者，或一側重、一側輕。

刮痧基本步驟

刮痧體位：坐位。

刮痧的部位：頸肩部、四肢。

刮痧的主要穴位：風府、大椎、肩井、風池、合谷、外關、液門、光明、懸鐘。

刮痧基本操作

1. 刮拭頸部督脈，從風府至大椎，10～20次。

2. 刮拭頸部膀胱經，從天柱至大杼，每側10～20次。

3. 從風池向下經過肩井至肩峰，可分兩段進行，每段10～20次。然後重點刮拭風池、風府、肩井，每穴1分鐘。

4. 刮拭前臂的三焦經循行區域，主要從外關至陽池，每側10～20次。

5. 用單角刮法刮拭或壓揉外關、合谷、液門，每穴1分鐘。

6. 刮拭小腿外側膽經循行區域，主要從光明至懸鐘，10～20次。並壓揉光明和懸鐘。

大師有話說

出現落枕的情況時，除了穴位按摩外，還可用熱毛巾或熱水袋敷脖子或者後腦勺。熱敷有利於該部位的血液循環，對緩解落枕情況有非常好的效果。但需要注意的是，落枕後24小時內不建議熱敷，以免造成皮下毛細血管破裂而加重炎症反應。落枕後注意不要睡高、硬的枕頭。經3天左右的治療和休息，一般可以緩解疼痛，能活動頭顱。如果落枕比較嚴重時，應儘快去醫院治療，改善局部血液循環，使緊張的肌肉放鬆，減輕疼痛。

頸椎病

頸椎病是多因頸椎骨、椎間盤及其周圍纖維結構損害，致使頸椎間隙變窄、關節囊鬆弛、內平衡失調的一系列臨床綜合徵，常有頸神經根、脊椎椎動脈等受累症狀。頸椎病是中老年人的常見病、多發病之一。

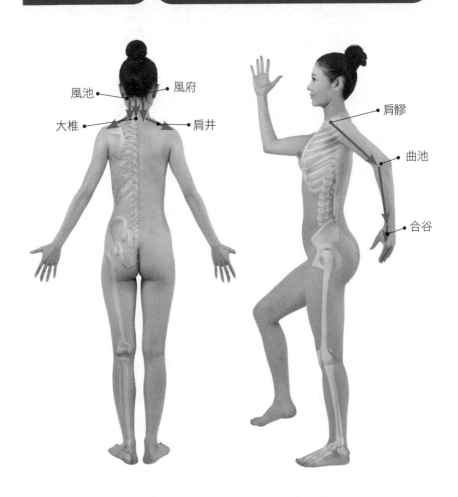

風池　　風府

大椎　　肩井

肩髎

曲池

合谷

臨床表現

頭、頸、肩、臂、上胸背疼痛或麻木，酸沉，放射性痛，無力，上肢及手感覺明顯減退，部分患者有明顯的肌肉萎縮症狀。

刮痧基本步驟

刮痧體位：坐位。

刮痧的部位：頸部、肩部、上肢。

刮痧的主要穴位：風府、風池、大椎、肩井、肩髎、曲池、合谷。

刮痧基本操作

1. 用較輕的手法刮拭頸部的督脈，從風府至大椎。肌肉較薄或棘突明顯的，用刮痧板角部壓揉，每個間隙 10～15 秒。

2. 刮拭脖子兩旁的膀胱經，主要從天柱至風門，每側 15～20 次。

3. 從風池沿著頸部膀胱經兩側做弧線刮拭，經過肩井至肩峰端，可分兩段進行，每段 15～20 次。

4. 用刮痧板角部壓揉風府、天柱、風池、肩井等，每穴 10 秒。

5. 沿著手部的手陽明大腸經的循行路線進行刮拭，15～20 次。壓揉肩髎、曲池等穴。

6. 刮拭在第二指骨上的大腸經，10～20 次，重點在合谷上進行壓揉 3～5下，酸脹感特別明顯。

大師有話說

　　頸椎病需要注意保暖，防止受涼，特別是頸部不要對著視窗、風扇、冷氣機等風口吹。枕頭不宜過高，應枕在頸部。

　　除自我按摩外，還需每日適度進行頸部鍛鍊，並注意改善工作習慣，不要長時間低頭、伏案工作或使用電腦，避免手持重物。

肩周炎

肩周炎是肩部關節囊和關節周圍軟組織的一種退行性、炎症性慢性疾患，主要臨床表現為患肢肩關節疼痛，活動受限，日久肩關節肌肉可出現廢用性萎縮。以50歲左右多見，故有「五十肩」之稱。

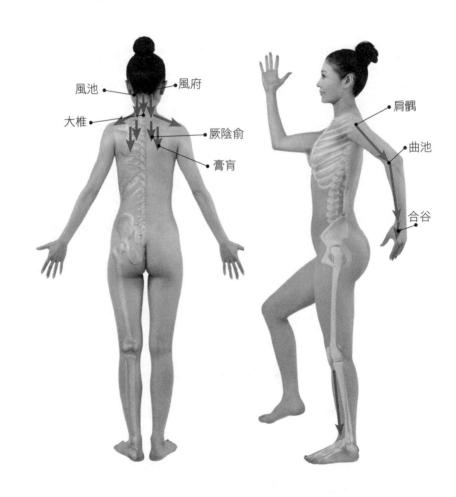

風池　　風府
大椎　　　　　厥陰俞
　　　　　膏肓

肩髃
曲池
合谷

臨床表現

肩關節疼痛，活動受限，多伴有關節周圍肌肉萎縮。

刮痧基本步驟

刮痧體位：坐位或俯臥位。

刮痧的部位：肩部、背部、上肢、下肢。

刮痧的主要穴位：風府、風池、大椎、肩髃、曲池、合谷、厥陰俞、膏肓。

刮痧基本操作

1. 用較輕的手法刮拭頸部的督脈，從風府至大椎。肌肉較薄或棘突明顯的，則用刮痧板角部壓揉，每個間隙 10 ～ 15 秒。

2. 用弧線刮法刮拭，以風池為起點，向下經過肩井刮拭至肩端，可分為兩段進行，手法流暢，每側 15 ～ 20 次。

3. 用刮痧板尖端在風府、風池以及肩峰端的凹陷處進行點壓，每穴 3 ～ 5 下。

4. 先刮背部脊柱旁開 1.5 寸的膀胱經，從頸部天柱一直刮拭至厥陰俞；再刮脊柱旁開 3 寸的膀胱經，從肩中俞至膏肓。每側 15 ～ 20 次。

5. 刮拭天宗區域，每側 15 ～ 20 次，由輕到重。然後點壓天宗，有非常明顯的酸痛感。

6. 上肢主要刮兩處，一處是肩關節周圍，一處是由肩髃向下經過曲池刮拭至合谷，每側 15 ～ 20 次，然後重點點壓肩髃、曲池、合谷等穴。

7. 刮拭小腿外側的胃經，每側 15 ～ 20 次。

大師有話說

　　肩周炎在急性期不宜做肩關節的主動活動，要避免過度勞累和提重物。

　　要加強身體各關節的活動和戶外鍛鍊，注意安全，防止意外損傷。注意肩關節局部保暖，隨氣候變化隨時增減衣服，避免受寒、受風及久居潮濕之地。

急性腰扭傷

急性腰扭傷多由於突然受暴力損傷而起,或搬運重物,負重過大或用力過度,勞動時姿勢不正確,以及跌仆或暴力直接打擊腰部所致。初起腰部疼痛並不劇烈,還能繼續工作數小時,1～2天後腰部疼痛才逐漸加重。

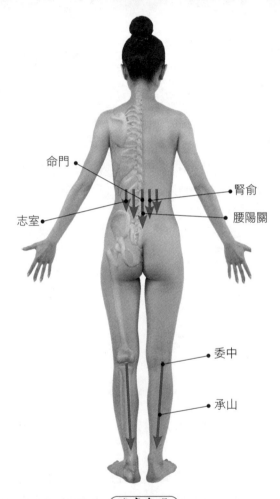

命門
腎俞
志室
腰陽關
委中
承山

臨床表現

腰部劇痛,活動不便,坐、臥、翻身困難,甚至不能起床,咳嗽、深呼吸時疼痛加重。

刮痧基本步驟

刮痧體位：俯臥位。

刮痧的部位：腰部、下肢。

刮痧的主要穴位：腎俞、命門、腰陽關、志室、委中、承山。

刮痧基本操作

1. 刮拭腰部的督脈，主要從命門至腰陽關，20～30次。

2. 由內向外，從腎俞刮拭至志室，20～30次，力量適中，以出痧為宜。

3. 用單角刮法局部刮拭腰陽關、腎俞，每穴1分鐘。

4. 刮拭小腿背側的膀胱經，從上往下從委中刮至承山，20～30次。

5. 在小腿處刮痧出痧特別明顯、成黑紫色的地方，運用挑痧法，放出紫黑色瘀血，以增加療效。

大師有話說

急性腰扭傷需及時治療，以防演變為慢性腰痛。損傷24小時內，禁止熱敷腰部，以免局部出血加重症狀。

治療期間，不可進行劇烈運動及過重的體力勞動，宜臥硬板床休息，以促進恢復。可做理療、推拿以及敷貼胡老翁古法扶正貼等。

當急性疼痛減輕後，逐漸鍛鍊腰部肌肉，能促進組織的修復和癒合，防止黏連和肌肉萎縮。

腰肌勞損

腰肌勞損又稱功能性腰痛、慢性下腰損傷、腰臀肌筋膜炎等，實為腰部肌肉及其附著點筋膜或骨膜的慢性損傷性炎症。主要是腰骶部肌肉、筋膜、韌帶等軟組織的慢性損傷。

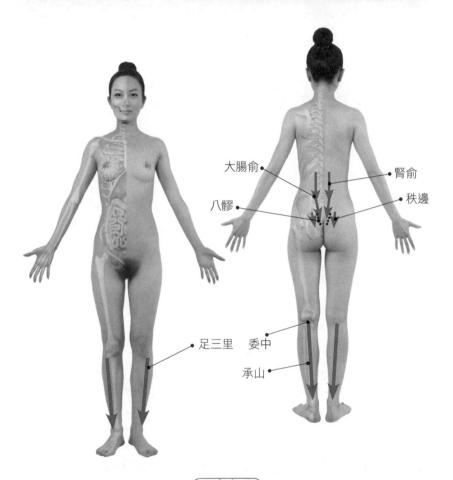

大腸俞

八髎

腎俞

秩邊

足三里　委中

承山

臨床表現

　　長期、反覆發作的腰背痛，時輕時重，勞累後加重，休息痛減，腰腿活動一般無明顯障礙，部分脊柱側彎，腰脊痙攣，下肢出現牽涉痛等。

刮痧基本步驟

刮痧體位：俯臥位和坐位。

刮痧的部位：腰骶部、下肢。

刮痧的主要穴位：腎俞、大腸俞、八髎、秩邊、足三里、委中、承山。

刮痧基本操作

1. 刮拭腰段的督脈，骶部，20～30次。

2. 刮督脈兩側的膀胱經，主要是從腰骶段經過腎俞、大腸俞往下刮拭，然後刮拭八髎，每側20～30次。

3. 壓揉或局部刮痧秩邊，10～20次。

4. 刮拭小腿外側的胃經，主要從足三里往下刮拭，重點在足三里局部區域，每側10～20次。

5. 刮拭小腿後側的膀胱經，主要從委中到承山，每側10～20次。可點壓委中1～2分鐘。

大 師 有 話 說

　　腰肌勞損患者在勞動中要少做使用腰部力量的高強度體力活動，盡可能經常變換姿勢，糾正不良姿勢。

　　在康復治療方面，此症一般主張治療與功能鍛鍊同時進行，避免癒後併發症，配合正確的功能活動，可以加快積液的吸收，促進腰肌勞損的康復，注意腰部保暖，避免風寒濕邪侵襲。

腰間盤突出症

腰間盤突出症又稱腰椎間盤纖維環破裂症，臨床上以腰椎 4 ～ 5 和腰椎 5、骶 1 之間的椎間盤最容易發生病變。多數患者都有急性腰扭傷和慢性勞損史，有些無外傷史，只是猛烈咳嗽或打噴嚏，或夜間睡覺時腰部受風寒所引發。

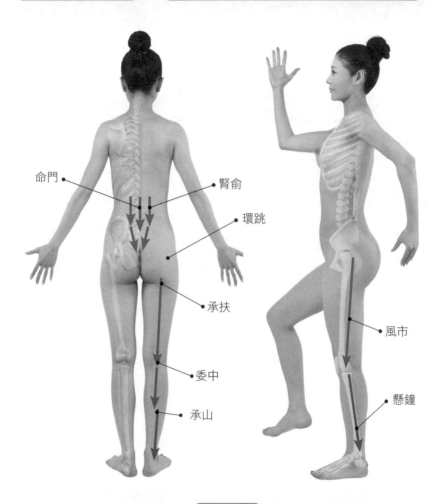

命門　　腎俞　　環跳　　承扶　　委中　　承山　　風市　　懸鐘

臨床表現

下肢放射痛，腰部活動障礙，脊柱有不同程度的側彎，患肢溫度下降。

刮痧基本步驟

刮痧體位：俯臥位。

刮痧的部位：腰骶部、下肢。

刮痧的主要穴位：命門、腎俞、環跳、承扶、風市、委中、承山、懸鐘。

刮痧基本操作

1. 刮拭腰骶部的督脈，從命門往下經過腰陽關直刮至腰骶部，20～30次。

2. 刮拭腰骶部兩側的膀胱經，從腎俞往下經過大腸俞、關元俞刮拭至腰骶部，八髎區域，每段20～30次，以有出痧為宜。

3. 刮拭下肢膽經的循行區域，局部刮拭環跳，然後往下直刮至風市，可分段進行，每段20～30次。用單角刮法刮拭懸鐘區域。

4. 刮拭下肢後側的膀胱經循行區域，從承扶起，往下經過殷門、委中，至承山，以膝關節為界，可分為兩段刮拭，每段20～30次，以發熱或出痧為宜。刮拭足踝部的崑崙區域，10～20次。

大師有話說

　　腰間盤突出症患者，要保持生活規律，避免劇烈運動，適當進行腰背部的伸展鍛鍊，如燕子飛等。清淡飲食，避免菸酒刺激。儘量不要彎腰和久坐，睡覺時儘量臥硬板床，可以減少椎間盤承受的壓力，緩解疼痛。

　　久坐久站都會導致腰腹肌長期用力，腰椎壓力增大而引起疼痛，應避免以上動作。疼痛難忍時應及時進行腰椎牽引，以推拿治療為首選方法。

網球肘

網球肘又稱為肱骨外上髁炎，是一種常見的慢性勞損性疾病。起病較慢，多數無明顯外傷史，有長期使用肘部、腕部活動的勞損史，好發於右側。

中醫認為，網球肘因體質虛弱、筋膜勞損、氣血虧虛、筋失去濡養所導致。

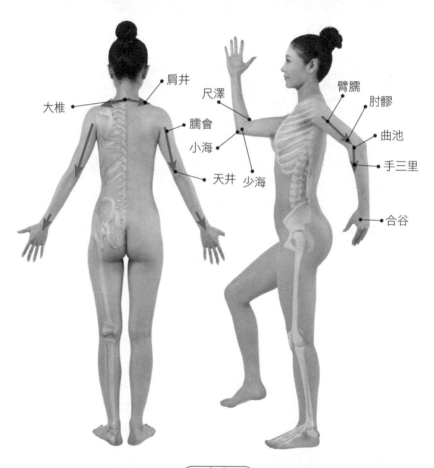

大椎　肩井　尺澤　臑會　小海　天井　少海　臂臑　肘髎　曲池　手三里　合谷

臨床表現

　　肘後外側酸痛，尤其在旋轉背伸、提、拉、端、推等動作時疼痛較為劇烈，同時沿手腕向下放射，局部微腫脹，前臂旋轉及握物無力。

刮痧基本步驟

刮痧體位：坐位和仰臥位。

刮痧的部位：肩部、上肢。

刮痧的主要穴位：大椎、肩井、臂臑、肘髎、曲池、手三里、合谷、小海、尺澤、少海、天井、臑會。

刮痧基本操作

1. 刮拭肩部，從大椎刮拭至肩井，每側 20 ～ 30 次。

2. 刮拭上肢大腸經的循行區域，以肘關節為度，上臂從臂臑刮拭至肘髎，前臂從曲池刮拭至手三里、合谷局部區域，每段 15 ～ 20 次。

3. 刮拭上肢三焦經的循行區域，上臂從臑會刮拭至天井，然後往下沿著三焦經的循行路線短刮肘局部區域，每段 15 ～ 20 次。

4. 刮拭上肢小腸經循行上的小海區域，15 ～ 20 次。

5. 刮拭上肢內側肺經循行上的尺澤區域，15 ～ 20 次。

6. 刮拭上肢內側心經循行上的少海區域，15 ～ 20 次。

大師有話說

　　平時注意不要使肘部過度勞累，在進行勞作，如搬運東西時，可以選用適當的省力工具，如手推車等。在使用電腦或者做家務之前，要充分做熱身運動，特別是手臂以及手腕的內旋、外旋、背伸的練習。

　　少喝茶，茶中鞣質含量高，影響鈣、鐵及蛋白吸收，必要時進行推拿治療或穴位注射治療。

坐骨神經痛

坐骨神經痛指坐骨神經病變沿坐骨神經通路發生疼痛，疼痛呈燒灼樣或刀刺樣，夜間痛感加重。
典型表現為一側腰部、臀部疼痛，並向大腿後側、小腿後外側延展。日久，患側下肢會出現肌肉萎縮或跛行。

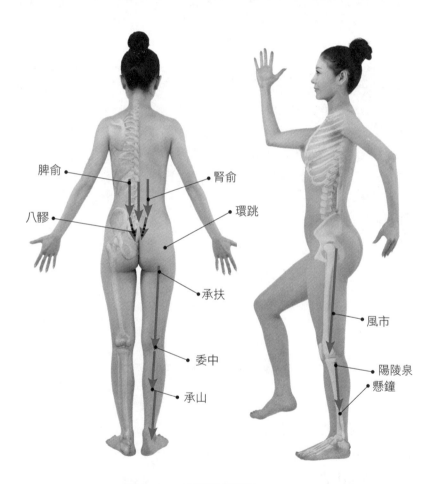

脾俞

腎俞

八髎

環跳

承扶

委中

承山

風市

陽陵泉

懸鐘

臨床表現

腰部、臀部、大腿後側、小腿後外側和足外側發生的疼痛症狀群，疼痛呈燒灼樣或刀刺樣，夜間痛感加重。

刮痧基本步驟

刮痧體位：俯臥位。

刮痧的部位：腰骶部、下肢。

刮痧的主要穴位：脾俞、腎俞、八髎、環跳、風市、陽陵泉、懸鐘、承扶、委中、承山。

刮痧基本操作

1. 刮拭腰段的督脈，從三焦俞開始至腰骶部，20～30次，以局部有溫熱感或有出痧為宜。

2. 刮拭腰部兩側的膀胱經，主要從脾俞往下經過腎俞刮拭至大腸俞，然後刮拭骶部的八髎區域，每段20～30次，以局部有溫熱感或有出痧為宜。

3. 刮拭大腿外側的膽經循行區域，以膝關節為界，大腿從環跳刮拭至風市，小腿從陽陵泉刮拭至懸鐘，每段15～20次。

4. 刮拭大腿後側的膀胱經循行區域，以膝關節為界，大腿從承扶刮拭至委中，小腿從委中刮拭至承山，每段15～20次。

大師有話說

　　坐骨神經是人體最粗大的神經，常因腰椎間盤突出受壓引起，也容易受神經通路上病變組織器官的壓迫而產生放射痛，原發性坐骨神經痛由坐骨神經炎引起。

　　有坐骨神經痛時不一定有腰椎間盤突出，腰椎間盤突出也不一定能引發坐骨神經痛，故需明確病因，辨別治療。

　　每日飲少許黃酒，對痹痛或瘀痛、腎虛引起的坐骨神經痛有很好的緩解治療效果。

膝關節炎

膝關節炎是最常見的關節炎，是軟骨退行性病變和關節邊緣骨贅的慢性進行性、退化性疾病。以軟骨磨損為其主要因素，好發於體重偏重者和中老年人。在發病前期沒有明顯的症狀。

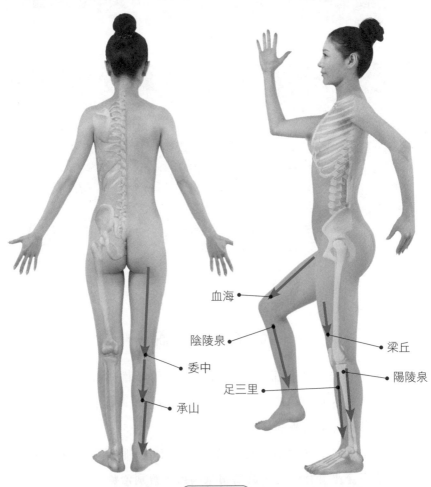

血海
陰陵泉
委中
足三里
承山
梁丘
陽陵泉

臨床表現

膝關節深部疼痛、壓痛，關節僵硬、僵直、麻木、屈伸不利、無法正常活動、腫脹等。

刮痧基本步驟

刮痧體位：仰臥屈膝位與俯臥位。

刮痧的部位：腿部。

刮痧的主要穴位：血海、梁丘、委中、陽陵泉、陰陵泉、足三里、承山。

刮痧基本操作

1. 刮拭腿部的胃經，從伏兔經過陰市刮至梁丘，再從足三里刮至豐隆，15～20次。

2. 刮拭腿部的膽經，先從風市經過中瀆刮至膝陽關，再從陽陵泉往下刮至懸鐘，每段15～20次。

3. 刮拭大腿內側的脾經，從上到下刮至血海，再從陰陵泉經過地機至三陰交，每段15～20次。

4. 用刮痧板角部壓揉膝關節兩側的膝眼、血海、丘墟，每穴3～5下。

5. 採用俯臥位，推後背的膀胱經，以膝關節為界，分上下兩段，每段15～20次。然後重點點壓委中、承山等穴。

大師有話說

　　膝關節遇到寒冷，會使血液循環變差，經常使疼痛加重，所以應注意保暖，必要時戴上護膝，防止膝關節受涼。

　　護膝選擇軟質的，以保暖為主，不建議長時間穿戴硬質護膝，以免造成關節周圍肌肉的廢用性萎縮，進而加重疼痛。

　　可以採用加熱的方法緩解關節疼痛，如熱敷、熱水浸泡等，可以增加局部血液的循環，降低痙攣而減輕疼痛。

痛　風

痛風是一種由於嘌呤代謝紊亂導致血尿酸增加而引起組織損傷的一組內分泌系亂疾病。早起無自覺症狀，若血尿酸過高時即出現明顯症狀，主要表現為關節炎、痛風石以及腎結石等。

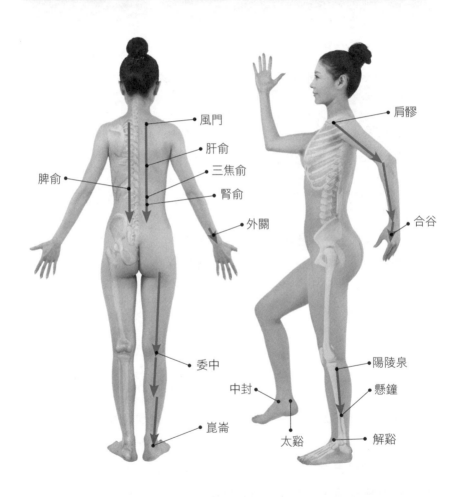

風門

肝俞

三焦俞

腎俞

外關

脾俞

委中

崑崙

肩髎

合谷

陽陵泉

懸鐘

中封

太谿

解谿

臨床表現

　　手足小關節以及踝、足跟、膝、腕、肘和指等關節紅腫、發熱，有明顯壓痛，關節受限，並伴有發熱、頭痛等急性發作。

刮痧基本步驟

刮痧體位：坐位和俯臥位。

刮痧的部位：背腰部、四肢。

刮痧的主要穴位：風門、腎俞、肝俞、脾俞、三焦俞、肩髎、合谷、外關、陽陵泉、懸鐘、委中、崑崙、解谿、中封、太谿。

刮痧基本操作

1.刮拭背腰部的膀胱經，從風門刮至腎俞，每側 20～30 次。

2.用刮痧板角部壓揉肝俞、脾俞、三焦俞、腎俞，每穴 1 分鐘。

3.刮拭上肢的大腸經循行區域，從肩髎經過曲池、手三里、偏歷、合谷往下刮拭。每側 20～30 次，以局部有發熱或出痧為宜。

4.刮拭腕背關節局部，主要以外關至陽池，10～20 次。

5.刮拭小腿外側的膽經，從陽陵泉至懸鐘，每側 20～30 次。

6.刮拭小腿背側的膀胱經，從委中至崑崙，每側 20～30 次。

7.用單角刮法刮拭解谿、中封、太谿以及崑崙，每穴 1 分鐘。

大師有話說

　　痛風的發生主要在 50 歲以上的中老年人，且男性較多。患有此病的患者要注意對嘌呤攝入的控制，且一定要長時間做好控制。

　　在急性發作的時候要選擇食用一些低嘌呤的食物，要儘量避免高嘌呤的食物，如沙丁魚、鯖魚、黃豆、動物內臟等食物。

進行性肌營養不良

進行性肌營養不良是一種原發於肌肉的遺傳性疾病，多因肌肉長期缺血或長期不能隨意收縮造成的肌纖維萎縮退化所致。
本病可由多種遺傳方式引起，其臨床表現各具有不同的特點，因而形成許多類型。

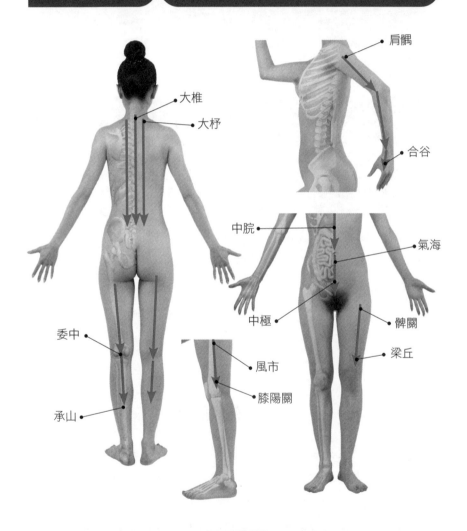

大椎
大杼
肩髃
合谷
中脘
氣海
中極
髀關
梁丘
委中
風市
膝陽關
承山

臨床表現

緩慢進行的肌肉萎縮、肌無力及不同程度的運動障礙。

刮痧基本步驟

刮痧體位：俯臥位和仰臥位。

刮痧的部位：背腰骶部、腹部、四肢。

刮痧的主要穴位：大椎、大杼、氣海、中極、中脘、肩髃、合谷、髀關、梁丘、風市、膝陽關、委中、承山。

刮痧基本操作

1. 刮拭背部的督脈，從大椎往下刮至胸段、腰段和腰骶段，每段 20～30 次，以局部溫熱或出痧為度。

2. 刮拭督脈旁開 1.5 寸的膀胱經第一側線，起自大杼，往下依次刮胸段、腰段以及腰骶段，每段 20～30 次。

3. 刮拭腹部正中的任脈，上腹部從上脘到下脘，下腹部從氣海經關元至中極，每段 20～30 次。重點刮拭中脘。

4. 刮拭上肢的大腸經，從肩髃經過曲池刮拭至合谷，每側 10～20 次，在肩髃和曲池處可加重力氣刮拭。

5. 刮拭下肢外側的胃經與膽經，還有背側的膀胱經，胃經從髀關經伏兔、陰市至梁丘，膽經從環跳經風市至膝陽關，膀胱經從委中至承山，每段 20～30 次。

大師有話說

　　飲食均衡，營養豐富，合理的膳食，可多攝入一些高纖維以及新鮮的蔬菜和水果，葷素搭配，食物品種多元化，充分發揮食物間營養物質的互補作用，對預防此病也很有幫助。適當體育鍛鍊，增強抵抗力。對於呼吸肌受累的患兒，應儘量避免呼吸道感染，發生呼吸道感染時要加強呼吸道管理。

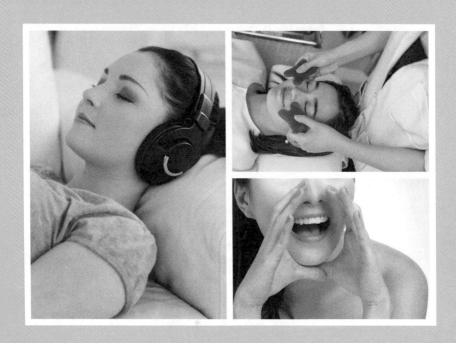

第六章

刮一刮，
目明耳聰D鼻健

　　耳鳴、近視、鼻炎等在現代生活中很常見。經常有針對性地刮拭經絡穴位，有助於防治各種疾病，達到祛病強身的目的。悉心掌握這些方法，對現代人防病治病極為有益。

耳鳴 耳聾

耳鳴、耳聾是中醫兩個症狀性疾病。耳鳴是指自覺耳內鳴響，或如潮水聲，或大或小；耳聾是指不同程度聽覺減退，輕者稱為重聽，重者甚至聽覺完全消失而成全聾。耳鳴可伴發耳聾，耳聾也可由耳鳴發展而來。

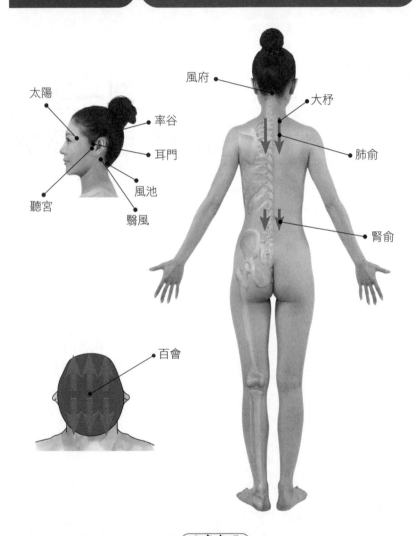

臨床表現

聽力障礙、減退甚至消失。

刮痧基本步驟

刮痧體位：坐位和俯臥位。

刮痧的部位：頭部、背部、腰部。

刮痧的主要穴位：百會、風府、風池、太陽、率谷、翳風、耳門、聽宮、大杼、肺俞、腎俞。

刮痧基本操作

1. 以百會為界，刮拭後頭部，主要從百會刮至風府、風池，每段 10 ～ 20 次。

2. 以百會為界，前頭部，主要從百會刮至上星、頭維，每段 10 ～ 20 次。

3. 以百會為起點，側頭部，分別向太陽、率谷、風池刮拭，每段 10 ～ 20 次。

4. 用刮痧板角部壓揉風池、翳風、耳門、聽宮，每穴 1 分鐘。

5. 刮拭背部膀胱經，主要從大杼經風門至肺俞，20 ～ 30 次。

6. 用單角刮法刮拭左右腎俞局部區域，20 ～ 30 次。

大師有話說

　　耳鳴、耳聾發生後，應儘量避免接觸雜訊，還應戒菸禁酒，不喝濃茶、咖啡和其他刺激性飲品。

　　適度的體育鍛鍊也很有必要，可促進全身血液循環，增加人體新陳代謝，加強內耳器官的供血，如打太極拳、散步、慢跑、游泳等。因疾病起因較慢，病程都在非常短的時間內發生，治療一般需要較長的時間，因此患者在配合治療過程中要有恆心，不要輕易放棄。

咽喉腫痛

咽喉腫痛是口咽和喉咽部病變的主要症狀，以咽喉部紅腫疼痛、吞嚥不適為特徵，屬中醫「喉痹」範疇。中醫認為，是以外邪侵犯咽喉；或邪氣留滯咽喉日久；或臟腑虛損，咽喉失去濡養；或虛火上擾所致。

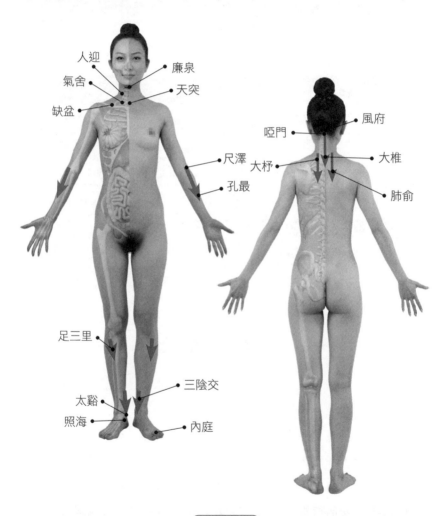

人迎
氣舍
缺盆
廉泉
天突
尺澤
孔最
風府
啞門
大杼
大椎
肺俞
足三里
三陰交
太谿
照海
內庭

臨床表現

咽部紅腫疼痛，或乾燥，有異物感、咽癢不適等。

刮痧基本步驟

刮痧體位：坐位、俯臥位以及仰臥位。

刮痧的部位：頸部、背部、四肢。

刮痧的主要穴位：風府、大椎、大杼、啞門、肺俞、天突、廉泉、缺盆、氣舍、人迎、尺澤、孔最、足三里、三陰交、太谿、照海、內庭。

刮痧基本操作

1. 直線從風府刮拭至大椎，10～20次。

2. 刮拭天柱至大杼，每次10～20次。用刮痧板角部點壓啞門。

3. 刮拭頸前部，從人迎到氣舍、缺盆區域，力道要輕，每側10～20次。用刮痧板角部點壓天突、廉泉。

4. 刮拭上肢肺經，從尺澤至孔最，每側20～30次。用刮痧板角部點壓列缺、太淵、魚際。

5. 刮拭背部兩側膀胱經循行區域，從大杼至風門、肺俞，每側20～30次。

6. 用單角刮法刮拭下肢的足三里、三陰交、太谿、照海、內庭，每穴10～20次。

大師有話說

　　菸酒既刺激咽喉，又可使機體功能受損，應堅決戒除。咽喉腫痛時，少食煎炒和有刺激性的食物。

　　避免用嗓過度或大聲喊叫，注意休息，減少操勞，適當鍛鍊身體，增加體質與抗病能力。

　　另外，還要注意在寒冷或風沙的天氣出門時戴好口罩，防止冷空氣對咽部的刺激。

過敏性 鼻 炎

過敏性鼻炎是指具有過敏體質的患者接觸了過敏原之後，發生在鼻黏膜的免疫性疾病。

發生的條件是：特異性抗原（即引起機體免疫反應的物質）、特應性個體（即個體差異、過敏體質），二者相遇。

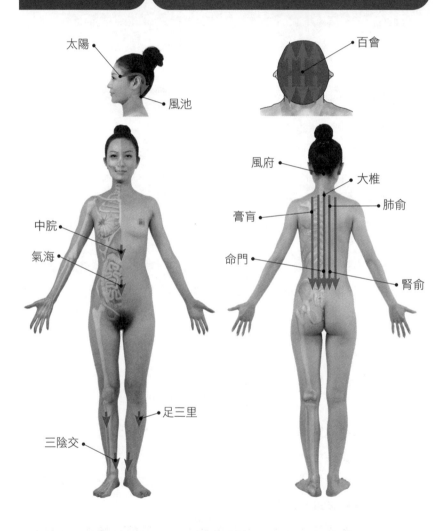

太陽
風池
百會
風府
大椎
肺俞
膏肓
中脘
氣海
命門
腎俞
足三里
三陰交

臨床表現

鼻子阻塞，流水樣鼻涕，打噴嚏，鼻癢，嗅覺減退等。

刮痧基本步驟

刮痧體位：坐位、俯臥位以及仰臥位。

刮痧的部位：頭面部、背腰部、腹部、下肢。

刮痧的主要穴位：百會、風府、風池、命門、肺俞、腎俞、膏肓、足三里、三陰交、湧泉、氣海、中脘。

刮痧基本操作

1. 以百會為界，前頭部與後頭部，前頭部由百會向上星、頭維方向刮拭，後頭部由百會向風府、風池方向刮拭，每段 15 ～ 20 次。

2. 以太陽為起點，沿著耳上緣向後面風池方向刮拭，每側 15 ～ 20 次。

3. 用刮痧板角部壓揉風府、太陽、迎香，每穴 1 分鐘。

4. 刮拭背腰部的督脈，從大椎經過身柱、命門往下刮拭，20 ～ 30 次。

5. 刮拭背腰部膀胱經循行區域，從大杼經過肺俞、腎俞往下刮拭，20 ～ 30 次。

6. 刮拭背腰部膀胱經循行區域，從附分經過膏肓、志室往下刮拭，20 ～ 30 次。

7. 用單角刮法刮拭腹部中脘、氣海，每穴 10 ～ 20 次。

8. 用單角刮法刮拭下肢足三里、三陰交、湧泉，每穴 10 ～ 20 次。

大師有話說

　　鼻炎的產生跟抵抗力低下有一定關係，鼻炎患者最好積極進行體育鍛鍊，增強體質，增強機體免疫力。日常飲食要清淡，不要吃辛辣的食物，魚蝦等腥味的食物要少吃。平時用鹽水洗鼻可以有效地清潔鼻腔，能調節鼻的濕度和促進鼻腔的血液循環。感冒流行期間，外出戴口罩，避免公眾集會，儘量少去公共場所。

慢性鼻炎

慢性鼻炎是指鼻黏膜及黏膜下層的慢性炎症，主要是因急性鼻炎反覆發作或失治而造成。此外，慢性扁桃體炎、鼻中隔彎曲、鼻竇炎及鄰近組織病灶的反覆感染，有害氣體、粉塵、花粉等長期刺激，皆可引發此病。

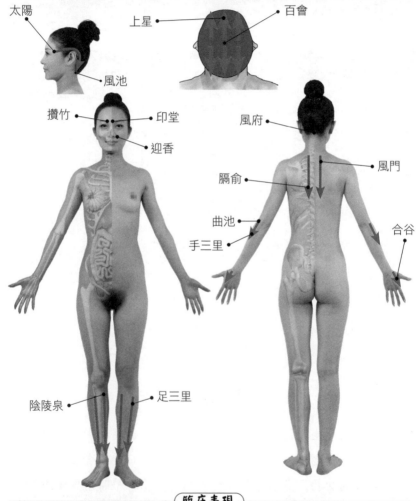

太陽
上星
百會
風池
攢竹
印堂
迎香
風府
膈俞
風門
曲池
手三里
合谷
陰陵泉
足三里

臨床表現

突發性鼻癢，連續噴嚏，鼻塞流涕，分泌物增多，嗅覺減退，咽喉乾燥，頭痛，頭暈。

刮痧基本步驟

刮痧體位：坐位和俯臥位。

刮痧的部位：頭面部、背部、四肢。

刮痧的主要穴位：百會、上星、風池、印堂、攢竹、迎香、風門、膈俞、曲池、手三里、合谷、足三里、陰陵泉，太陽、風府。

刮痧基本操作

1. 以百會為中心，向四周發散式刮拭，3～5分鐘。然後用刮痧板角部壓揉百會、上星。

2. 從太陽沿著耳上緣做弧線刮痧，至風池，可分為兩段進行，力道由輕到重，最後減力輕刮，每段20～30次。用刮痧板角部點壓風池1～3分鐘。

3. 點壓面部的穴位，印堂、攢竹、迎香每穴1～3分鐘。

4. 刮拭背部兩側的膀胱經，從風門刮至膈俞，每側20～30次。

5. 刮拭上肢的大腸經，從曲池刮至手三里，然後刮拭合谷區域，每段10～20次。

6. 刮拭小腿外側胃經和內側脾經的循行區域，胃經主要刮拭足三里區域，脾經主要刮拭陰陵泉區域，每段10～20次。

大師有話說

　　慢性鼻炎在飲食上營養要均衡，飲食多樣化。多食含維生素較多的蔬菜、水果，如青菜、蘋果、菠菜、胡蘿蔔等。平時要積極鍛鍊身體，增強抵抗力，預防感冒的發生。

　　鼻腔有分泌物時不要用力擤鼻，應堵塞一側鼻孔擤淨鼻腔分泌物，再堵塞另一側鼻孔擤淨鼻腔分泌物。

麥粒腫

麥粒腫是眼瞼腺體受到葡萄球菌感染引起的肌性化膿性炎症，又稱為「針眼」。眼瞼有兩種腺體：在睫毛根部的叫皮脂腺，其開口於毛囊；靠近結膜面、埋在瞼板裡的叫瞼板腺，開口於瞼緣。麥粒腫就是這兩種腺體的急性化膿性炎症。

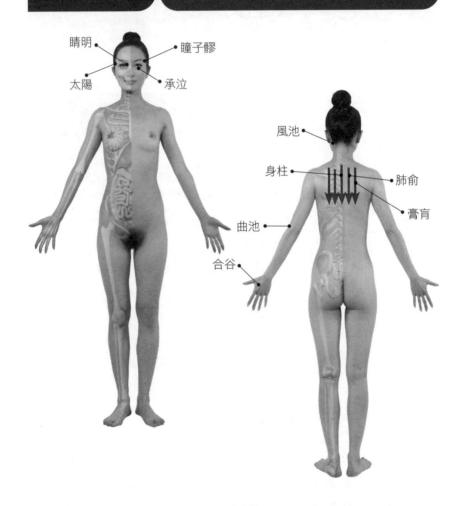

睛明　　瞳子髎
太陽　　承泣

風池
身柱　　肺俞
　　　　膏肓
曲池
合谷

臨床表現

初起眼瞼癢、痛、脹，之後以疼痛為主，患處皮膚紅腫，觸之有結節、壓痛，在 2～5 天後眼瞼結膜面出現黃色膿頭。

刮痧基本步驟

刮痧體位：坐位和俯臥位。

刮痧的部位：頭面部、背部、上肢。

刮痧的主要穴位：睛明、承泣、瞳子髎、太陽、風池、身柱、肺俞、膏肓、曲池、合谷。

刮痧基本操作

1. 局部壓揉眼部四周的睛明、承泣、瞳子髎，每穴 1～2 分鐘。

2. 局部刮拭兩側的太陽和風池，每側每穴 10～20 次。

3. 刮拭背部的督脈，從身柱往下刮至至陽，10～20 次。

4. 刮拭背部兩側的膀胱經循行區域，第一側線從肺俞往下刮拭至膈俞，每側 10～20 次；第二側線以相同的長度經過膏肓往下刮拭，每側 10～20 次。

5. 用單角刮法刮拭手肘部的曲池區域，每側 10～20 次。

6. 用刮痧板角部壓揉合谷，1～2 分鐘。

大師有話說

　　患了麥粒腫後要及時治療，因為早期症狀輕微，經由局部治療往往就能控制其發展，炎症可很快消退而治癒。平時不要用髒手揉眼睛，以免將細菌進入眼內，引起感染。

　　不要食用辛辣刺激性的食物，如蔥、蒜、辣椒、韭菜等；腥發的食物，如豬頭肉、羊肉、酒等，也是禁止吃的，一定要加以重視。

近視

近視是當眼球處於靜止狀態下，5公尺或5公尺以外的平行光線進入眼內，聚焦成像於視網膜前面者。近視的發生和發展與近距離工作的關係非常密切。從事文字工作或其他近距離工作的人，近視比較多。

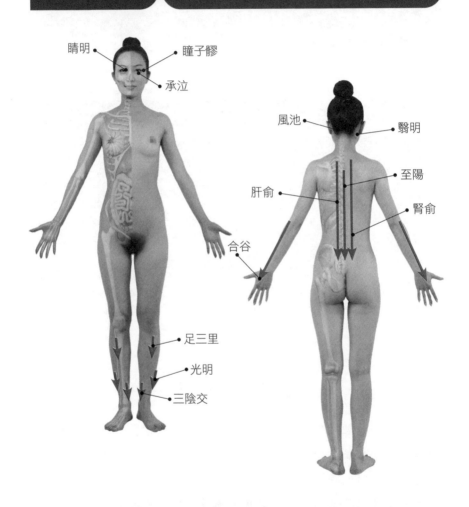

晴明　瞳子髎　承泣　風池　翳明　至陽　肝俞　腎俞　合谷　足三里　光明　三陰交

臨床表現

近看清晰，遠看模糊，喜眯眼視物，喜近距離工作，常伴有視疲勞、頭痛、眼痛眼脹、噁心，甚至發生外斜視。

刮痧基本步驟

刮痧體位：坐位和俯臥位。

刮痧的部位：頭面部、背腰部、四肢。

刮痧的主要穴位：睛明、瞳子髎、承泣、翳明、風池、肝俞、腎俞、至陽、合谷、足三里、光明、三陰交。

刮痧基本操作

1. 局部壓揉眼部四周的睛明、承泣、瞳子髎，每穴1～2分鐘。

2. 刮拭頸後側的風池與經外穴翳明，局部刮拭，每穴刮10～20次。

3. 刮拭背腰部的督脈，從至陽往下刮至腰骶部，20～30次。

4. 刮拭內腰部兩側的膀胱經，經過肝俞、腎俞往下刮拭至腰骶部，每側20～30次。

5. 用單角刮法沿著大腸經的循行路線刮拭合谷，每側10～20次，壓揉合谷。

6. 刮拭足部外側的胃經上的足三里和膽經上的光明區域，每穴10～20次。

7. 刮拭小腿內側脾經上的三陰交，每側10～20次。

大師有話說

　　近視可導致許多併發症，如青光眼、白內障、玻璃體病變等，不能掉以輕心。

　　平時需要養成良好的用眼衛生習慣，不要趴著、躺著看書，不要在強光或昏暗的地方看書，看書時間不要持續過長。定期檢查視力，發現視力下降要及時診治，近視程度加深時要及時重新驗光配鏡。

遠　視

當眼球處於靜止狀態下，5公尺或5公尺以外的平行光線進入眼內，聚焦成像於視網膜後面者，稱為遠視。中度和高度遠視常有不同程度的眼底變化，較常見的是假性視神經炎，少數重者可呈假性視盤水腫。

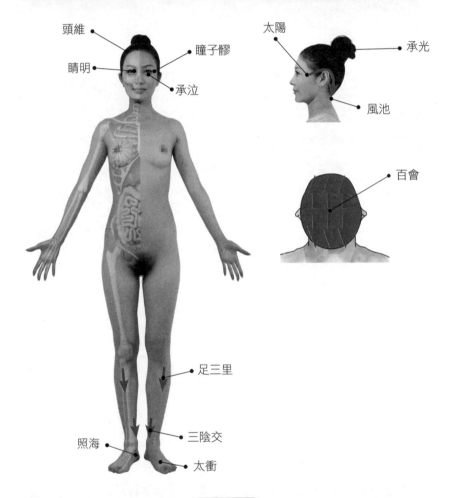

頭維　瞳子髎　睛明　承泣

太陽　承光　風池

百會

足三里　照海　三陰交　太衝

臨床表現

望遠處視力良好，看近處時經常出現頭脹痛、視物不清、眼眶痛，甚至噁心等。

刮痧基本步驟

刮痧體位：<u>坐位</u>。

刮痧的部位：頭面部、下肢。

刮痧的主要穴位：睛明、承泣、瞳子髎、風池、百會、承光、頭維、足三里、三陰交、照海、太衝、太陽。

刮痧基本操作

1. 局部壓揉眼部四周的睛明、承泣、瞳子髎，每穴 1～2 分鐘。

2. 局部刮拭太陽，然後從太陽作一條曲線，從太陽經過率谷刮拭至風池。

3. 以百會為起點，前頭部以神庭及兩側的頭維為終點，後頭部以風府與兩側的風池為終點，在這六條線上刮拭。

4. 用刮痧板角部壓揉頭部百會、承光、頭維，每穴 1～2 分鐘。

5. 刮拭下肢外側胃經上的足三里區域，從上往下，10～20 次。

6. 刮拭下肢內側脾經上的三陰交與腎經上的照海，每穴 10～20 次。

7. 用刮痧板角部壓揉足部的太衝，1～2 分鐘。

大 師 有 話 說

　　要及時治療以矯正視力，防止弱視的發生。和近視一樣，遠視也需驗光配鏡，並且要注意定期複查，避免在不知不覺中加深度數，也能根據變化情況及時更換眼鏡。

　　平時注意營養保健，預防視力進一步改變。少食甜食，多放鬆調節，看近 40 分鐘左右要看遠，多食富含維生素 A 的食物。運動方面可以多打打乒乓球。

弱視是眼球沒有器質性病變，矯正視力低於相應年齡的視力。本病是與視覺發育緊密相關的眼病，表現為視覺系統發育過程中呈現出不同程度的視力喪失，通常為單眼受累。弱視可以透過治療恢復正常，早發現早治療，預後好。

弱視

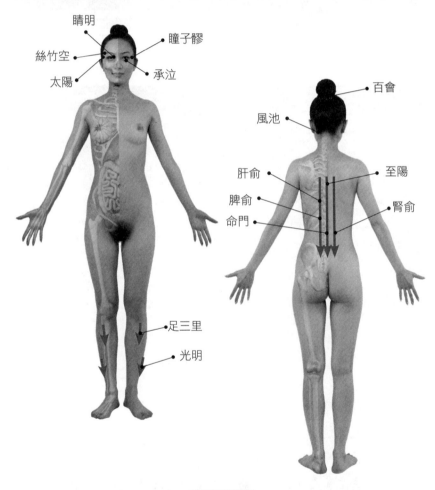

睛明
瞳子髎
絲竹空
太陽
承泣

百會
風池
肝俞
至陽
脾俞
命門
腎俞

足三里
光明

臨床表現

視力和屈光異常，分讀困難，眼球運動障礙，視功能損害，固視異常。

刮痧基本步驟

刮痧體位：俯臥位和仰臥位。

刮痧的部位：頭面部、背腰部、下肢。

刮痧的主要穴位：睛明、承泣、瞳子髎、絲竹空、太陽、百會、至陽、命門、肝俞、脾俞、腎俞、足三里、光明、風池。

刮痧基本操作

1. 局部壓揉眼部四周的睛明、承泣、瞳子髎、絲竹空，每穴 1～2 分鐘。

2. 用單角刮法刮拭太陽局部區域，10～20 次。局部刮拭頭部的百會，15～20 次。

3. 刮拭背腰部的督脈，從至陽往下刮拭至命門，20～30 次。

4. 刮拭背腰部兩側的膀胱經，主要從膈俞往下，經過肝俞、脾俞刮拭至腎俞，每側 20～30 次，以有出痧為宜。

5. 刮拭小腿外側的胃經循行區域，主要刮拭足三里區域，每側 10～20 次。

6. 刮拭小腿外側膽經循行區域，主要刮拭光明區域，每側 10～20 次。

大師有話說

　　弱視越早治療，效果越好，因為弱視是視力發育不良，而視覺發育存在關鍵期。如果過了關鍵期，則治療效果很差，因此一旦發現孩子存在弱視，要立即進行訓練，越早矯治越容易康復。

　　當兩眼視力相差較大時，在進行視覺訓練時必須遮蓋視力較好的眼睛。

白內障

白內障是指晶狀體由於年老等因素引起混濁的眼疾。初患病者自覺視力模糊，眼前有黑影隨眼球轉動，眼部無腫痛。

中醫認為，此病多因年老體衰、肝腎兩虧、精血不足或脾虛失運，精氣不能上榮於目所致。

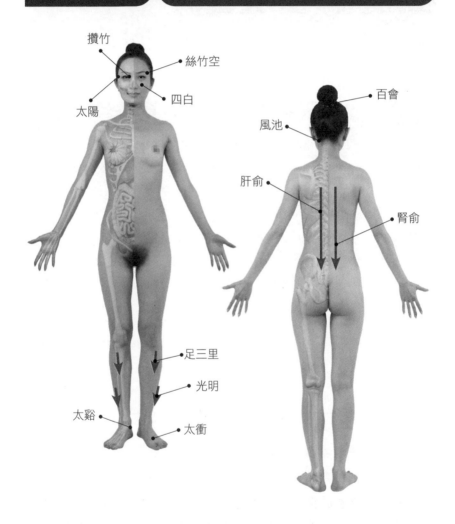

攢竹
絲竹空
四白
太陽
百會
風池
肝俞
腎俞
足三里
光明
太谿
太衝

臨床表現

視力進行性減退，有眩光感，或單眼複視，近視度數增加。

刮痧基本步驟

刮痧體位：仰臥位和俯臥位。

刮痧的部位：頭面部、腰部、下肢。

刮痧的主要穴位：攢竹、絲竹空、四白、太陽、百會、風池、肝俞、腎俞、足三里、光明、太谿、太衝。

刮痧基本操作

1. 用刮痧板角部點揉眼眶周圍的重要腧穴，攢竹、絲竹空、四白、太陽，每穴1～2分鐘，以局部有酸脹感為宜。

2. 刮拭百會局部區域，20～30次。

3. 刮拭後頭部的風池局部區域，每側15～20次。

4. 刮拭腰背部兩側的膀胱經，主要從肝俞刮至腎俞，每側20～30次。重點刮拭肝俞和腎俞。

5. 用角刮法刮拭小腿外側胃經上的足三里與膽經上的光明，每穴10～20次。

6. 刮拭足內側腎經上的太谿與足背肝經上的太衝，每穴10～20次。

大師有話說

　　白內障患者在眼睛的使用程度上以眼睛不覺得疲倦為度，保持正確的用眼姿勢，保持恰當的距離，並且保證光源的充足。

　　每用眼1小時左右，應讓眼睛放鬆休息一下，或閉目養神，或仰望天空，或眺望遠方，使眼睛得到充分的休息。平時不用手揉眼，不用不潔手帕、毛巾擦眼、洗眼等。

牙 痛

牙痛是指牙齒因各種原因引起的疼痛，為口腔疾患中的常見症狀之一。

現代醫學認為，牙痛多由牙齒本身、牙周組織以及牙周膿腫、急性化膿性上頜竇炎等引起。多見於齲齒、牙髓炎、牙外傷、牙本質過敏等。

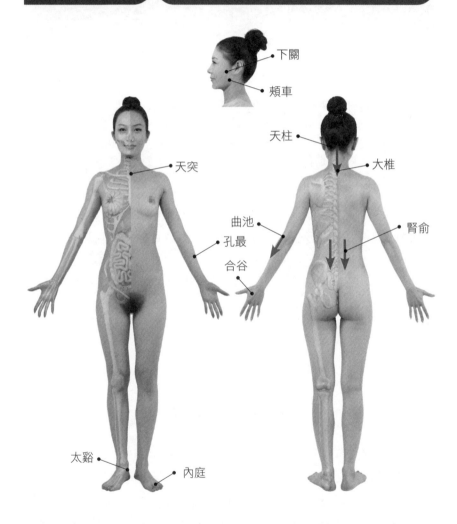

下關

頰車

天柱

天突

大椎

曲池

孔最

合谷

腎俞

太谿

內庭

臨床表現

牙齒疼痛，咀嚼困難，遇冷、熱、酸、甜疼痛加重。

刮痧基本步驟

刮痧體位：坐位和俯臥位。

刮痧的部位：面部、頸部、腰部、四肢。

刮痧的主要穴位：下關、頰車、大椎、天柱、腎俞、天突、曲池、合谷、孔最、太谿、內庭。

刮痧基本操作

1. 點揉下關、頰車，1～2分鐘，力道宜重。

2. 刮拭頸部督脈，從風府到大椎，10～20次，重點刮拭大椎。然後再局部刮拭天柱，10～20次。

3. 刮拭腰段的膀胱經，經過腎俞往下刮拭，每側20～30次。

4. 壓揉兩鎖骨中間的天突，1～2分鐘。

5. 局部刮拭大腸經上的曲池到手三里以及合谷區域，每段10～20次。

6. 刮拭肺經上的孔最區域，10～20次。

7. 用單角刮法刮拭足部的太谿，10～20次；壓揉內庭，1～2分鐘。

大師有話說

　　牙痛時不要食用刺激性、油膩、較涼及較熱的食物，那樣容易導致炎症繼續發作。當情況變得嚴重，牙痛到連帶整個面部、腦部都疼痛起來，應服用藥物或及時就醫。

　　注意口腔衛生，養成「早晚刷牙，飯後漱口」的良好習慣。多食用一些清胃火及清肝火的食物，如南瓜、西瓜、荸薺、芹菜、蘿蔔等。

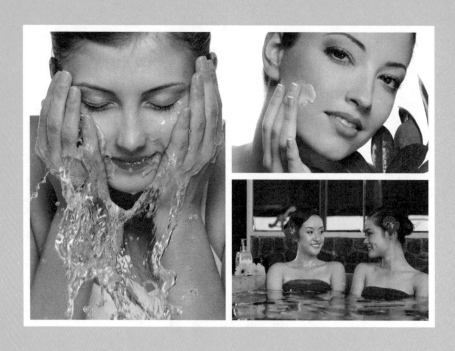

第七章

刮一刮，
膚如凝脂光彩照人

刮痧由於是直接刺激皮膚內的神經末梢及毛細血管，因此透過神經傳遞，可以產生相應的調節作用，從而達到治療效果。

體內所瘀積的瘀血、穢濁之氣得到宣洩，從而獲得去黑、去黃氣的效果，可以使肌膚得到舒緩，美容養顏。

蕁麻疹

蕁麻疹俗稱「風疹塊」，是常見的過敏性皮膚病，是侷限性風團驟然而生，常可持續數小時至十餘小時，癒後不留瘢痕，有劇烈的瘙癢及燒灼感。

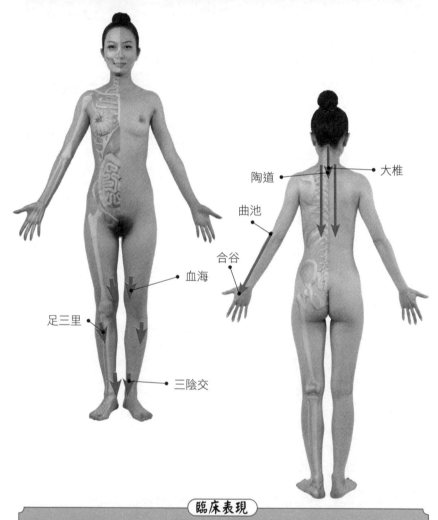

大椎

陶道

曲池

合谷

血海

足三里

三陰交

臨床表現

皮膚瘙癢，隨即出現風團，呈鮮紅色或蒼白色、皮膚色。少數患者有水腫性紅斑，風團逐漸蔓延，融合成片。

刮痧基本步驟

刮痧體位：<u>坐位和俯臥位。</u>

刮痧的部位：頸部、背腰部、四肢。

刮痧的主要穴位：大椎、陶道、曲池、合谷、血海、三陰交、足三里。

刮痧基本操作

1. 從風府經過大椎刮拭至陶道，10～20次，力道不宜過重。棘突明顯者，用刮痧板角部壓揉椎間隙，每個椎間隙3～5次。

2. 刮拭脊柱旁開1.5寸的膀胱經，從上至下，每側20～30次。在膈俞穴區域重點刮拭。

3. 刮拭上肢外側的大腸經，主要從曲池刮拭至合谷，每側20～30次，以區域有溫熱感或出痧為宜。

4. 刮拭下肢內側的脾經循行區域，主要在血海和三陰交局部區域進行刮拭，每穴20～30次，力道稍重，以局部有溫熱感或出痧為宜。

5. 用單角刮法刮拭或壓揉胃經上的足三里，1～2分鐘。

大師有話說

　　本病最好的治療方法是找到過敏原，由逐漸脫敏療法，從而達到根治的目的。

　　蕁麻疹患者，應首先去醫院查找出致病因素，以便除去或避免接觸這些因素。

　　對過敏性體質的人應儘量避免接觸易引起過敏的食物、藥物、植物及化學物品，減少過冷、過熱及日曬的刺激。

痤 瘡

痤瘡是一種毛囊與皮脂腺的慢性炎症性皮膚病，以面、上胸、背部等處的粉刺、丘疹、膿疱等皮損為主要症狀，因為其初起損害多有粉刺，所以又被稱為「粉刺」。本病的發生與過食脂肪、糖類，消化不良，休息欠佳等因素有關。

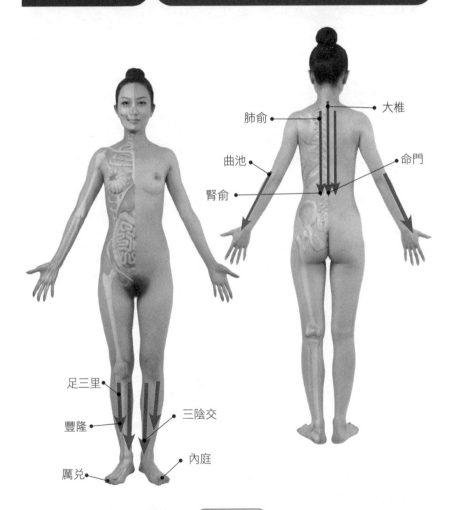

肺俞　　　　　　　　大椎

曲池　　　　　　　　命門

腎俞

足三里　　　三陰交

豐隆

厲兌　　　內庭

臨床表現

閉合性的典型皮損是約1毫米大小的膚色丘疹，無明顯毛囊開口；開放性表現為圓頂狀丘疹伴顯著擴張的毛囊開口。

刮痧基本步驟

刮痧體位：坐位和俯臥位。

刮痧的部位：腰背部、四肢。

刮痧的主要穴位：大椎、命門、肺俞、腎俞、曲池、足三里、豐隆、三陰交、內庭、厲兌。

刮痧基本操作

1. 刮拭背部正中的督脈，從大椎至命門，用瀉法，20～30次。然後同樣長度刮拭兩側的夾脊穴，20～30次。

2. 刮拭背腰部兩側的膀胱經循行路線，從肺俞至腎俞，用瀉法，每側20～30次。

3. 刮拭前臂上大腸經循行路線的區域，重點刮拭曲池，每側10～20次。

4. 刮拭小腿外側胃經，主要從足三里至豐隆，20～30次。

5. 刮拭下肢內側的脾經，主要從陰陵泉至三陰交，每側20～30次。

6. 用刮痧板的邊角刮拭或點壓、按揉胃經上的內庭、厲兌，每穴10～20次。

大師有話說

　　注意面部的清潔，可用溫水洗臉，用可產生豐富泡沫的潔面乳清潔臉上油脂，再使用潤膚水，收緊毛孔。建議每週敷一片面膜，要使用補水鎖水類的面膜。

　　不要食用過於刺激的食物，多食用瓜果、蔬菜。另外，要保持心情舒暢。

黃褐斑

黃褐斑是一種病因不明的面部色素代謝異常，以出現黃褐斑片為特徵的皮膚病。因為黃褐斑的形狀常似蝴蝶，所以又名「蝴蝶斑」。多見於年輕的女性，尤其是妊娠期女性常見。

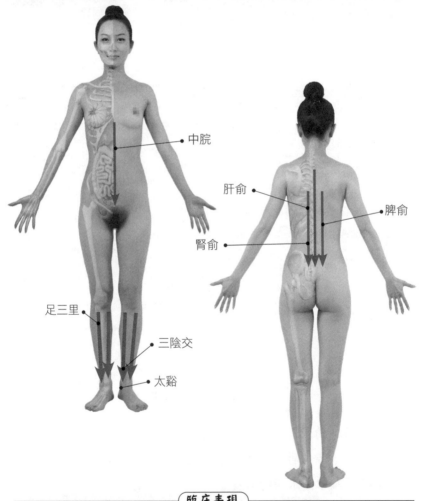

中脘

肝俞

脾俞

腎俞

足三里

三陰交

太谿

臨床表現

顏面有淡褐色、深褐色或黑褐色的斑片，邊界清晰，邊緣常不整，日曬後加重，多呈對稱性，無自覺反應。

刮痧基本步驟

刮痧體位：仰臥位和俯臥位。

刮痧的部位：背腰部、腹部、下肢。

刮痧的主要穴位：肝俞、脾俞、腎俞、中脘、足三里、三陰交、太谿。

刮痧基本操作

1. 刮拭背部的督脈循行區域，從身柱往下刮拭至腰骶部，20 ～ 30 次。

2. 刮拭背部兩側的膀胱經循行區域，從肺俞往下經過肝俞、脾俞、腎俞刮拭至腰骶部，每側 20 ～ 30 次。

3. 刮拭腹部正中的任脈循行區域，主要刮拭中脘局部區域，10 ～ 20 次。

4. 刮拭下肢外側胃經的循行區域，主要刮拭足三里區域，每側 10 ～ 20 次。

5. 刮拭下肢內側脾經的循行區域，主要刮拭三陰交區域，每側 10 ～ 20 次。

6. 刮拭足部內側腎經的循行區域，主要刮拭太谿區域，每側 10 ～ 20 次。

大師有話說

經常吃富含維生素 C 的食物，可使色素減退，對預防黃褐斑大有益處。要儘量避免陽光直接照射皮膚。

黃褐斑還與精神因素有關，如苦惱反而會加重病情，所以要精神愉快、心情開朗。

濕　疹

濕疹是一種常見的過敏性炎症性皮膚病，好發於四肢、手、面、肛門、陰囊等處。濕疹常因接觸過敏原而引發，如化學粉塵、油漆、藥物等，強日曬、風寒、潮濕等也可引發。濕疹分佈常呈對稱性分佈，且會反覆發作和相互轉化。

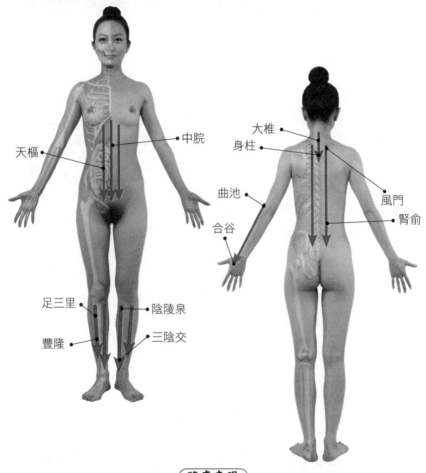

天樞
中脘
大椎
身柱
曲池
合谷
風門
腎俞
足三里
陰陵泉
豐隆
三陰交

臨床表現

　　初為多數密集的粟粒大小的丘疹、丘疱疹或小水疱，基底潮紅，逐漸融合成片。由於搔抓，丘疹、丘疱疹或水疱頂端被抓破後呈明顯的點狀滲出及小糜爛面，邊緣不清。

刮痧基本步驟

刮痧體位：俯臥位和仰臥位。

刮痧的部位：背部、腹部、四肢。

刮痧的主要穴位：大椎、身柱、風門、腎俞、中脘、天樞、曲池、合谷、足三里、豐隆、陰陵泉、三陰交。

刮痧基本操作

1. 刮拭背部的督脈循行區域，主要從大椎至身柱，20～30次。

2. 刮拭背部兩側的膀胱經循行區域，從風門開始往下，經過肺俞、肝俞、脾俞至腎俞，每側20～30次。

3. 刮拭腹部正中的任脈循行區域，主要刮拭中脘區域，10～20次。

4. 刮拭腹部兩側的胃經循行區域，主要刮拭天樞循行區域，每側10～20次。

5. 刮拭上肢的肺經，從曲池至合谷，可分為掌部與手臂部分別刮拭，每段10～20次。

6. 刮拭下肢外側的胃經循行區域，從足三里刮拭至豐隆，每側10～20次。

7. 刮拭下肢內側的脾經循行區域，從陰陵泉刮拭至三陰交，每側10～20次。

大師有話說

　　患有濕疹的患者切忌擅自用藥，千萬不要在未經醫生允許的情況下使用高濃度的止癢藥，這樣反而加重病情。

　　經常撓抓會使皮膚不斷遭受刺激而變厚，還會引起皮膚感染。也不可用鹼性較大的肥皂，防止濕疹加重。注意個人衛生，衣服要寬鬆舒適，儘量選擇純棉製品。

銀屑病

銀屑病俗稱牛皮癬，是一種慢性炎症性皮膚病，病程較長，有易復發傾向，有的病例幾乎終身不癒。中醫認為，本病多由風、濕、熱之邪蘊阻肌膚，或營血不足，血虛生風起燥，皮膚失去濡養所導致。

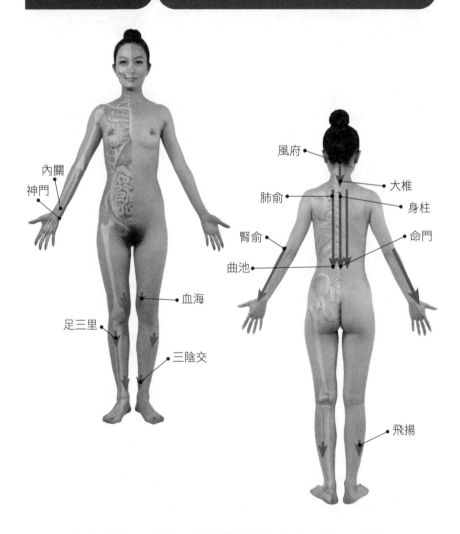

內關
神門
血海
足三里
三陰交

風府
肺俞
腎俞
曲池
大椎
身柱
命門
飛揚

臨床表現

有界線清楚、形狀大小不一的紅斑，周圍有炎性紅暈。

刮痧基本步驟

刮痧體位：俯臥位和坐位。

刮痧的部位：頭面部、背腰部、四肢。

刮痧的主要穴位：風府、大椎、身柱、命門、肺俞、腎俞、曲池、內關、神門、血海、三陰交、足三里、飛揚。

刮痧基本操作

1. 刮拭頸部的風府至大椎，10～20次。若是棘突明顯者，可用刮痧板稜角點壓按揉椎間隙，從上到下，每個椎間隙3～5次。

2. 刮拭背部的督脈，從身柱刮拭至命門，可分為兩段進行，每段20～30次。

3. 刮拭背部兩側的膀胱經，從肺俞往下經過肝俞至腎俞，可分為兩段進行，每段20～30次。

4. 刮拭上肢的肺經循行區域，主要刮拭曲池區域，每側10～20次。

5. 平刮前臂心包經與心經，心包經刮內關區域，心經刮神門區域，每段10～20次。

6. 用單角刮法刮拭下肢脾經的血海、三陰交，胃經的足三里，膀胱經的飛揚，每穴10～20次。

大師有話說

　　對於銀屑病患者，提醒大家要保持好的精神狀態面對自身病情，避免熬夜。宜用溫水洗澡，禁用強鹼性肥皂、洗髮水等，需保持居室內空氣新鮮和流通。

　　要對自己病情能治好充滿信心，相信有自信的心理、合理的治療加上平日的預防，銀屑病會早日遠離大家。

皮膚瘙癢症

皮膚瘙癢是指皮膚無原發性損害,只有瘙癢及因瘙癢而引起的繼發性損害的一種皮膚病。

中醫認為,本病多因風邪外襲,或因血熱內擾,或血虛失養等所致。

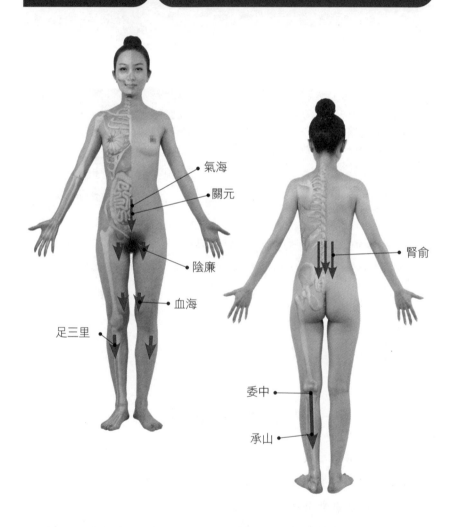

氣海

關元

陰廉

血海

足三里

腎俞

委中

承山

臨床表現

局部或者全身出現瘙癢,輕重不一,常陣發性加重。

刮痧基本步驟

刮痧體位：俯臥位和仰臥位。

刮痧的部位：背部、腹部、下肢。

刮痧的主要穴位：腎俞、氣海、關元、陰廉、足三里、血海、委中、承山。

刮痧基本操作

1. 刮拭腰部正中的督脈，全部腰段，20～30次。

2. 刮拭背部兩側的膀胱經，從三焦俞起往下經過腎俞刮拭至腰骶部，每側20～30次，以有溫熱感或出痧為宜。

3. 刮腹部正中任脈，從氣海刮至關元，10～20次。

4. 用角刮法刮拭在腹股溝部肝經循行上的陰廉區域，20～30次，以局部有溫熱感或有出痧為宜。

5. 刮拭小腿外側胃經循行上的足三里區域，從上往下刮拭，10～20次。

6. 刮拭大腿內側脾經上的血海區域，10～20次。

7. 刮拭小腿後側的膀胱經循行區域，從委中刮拭至承山，10～20次。

大師有話說

　　患有皮膚瘙癢症的患者，要注意補水。白開水是消毒和補水的最佳良藥，尤其早晨在起床後和臨睡前喝上一杯溫開水，有助於緩解皮膚瘙癢。

　　全身性瘙癢患者應減少洗澡次數，不要過度搓洗皮膚，不用鹼性肥皂。而洗澡的水溫不宜過燙，因為水太燙會破壞皮脂膜，造成皮膚微小的損傷，加重瘙癢。

附　錄

人體經絡穴位總圖

足太陽膀胱經
Bladder Meridian, BI

足少陽膽經
Gallbladder Meridian, GB

手少陽三焦經
Triple Energizer Meridian, TE

手太陽小腸經
Small Intestine Meridian, SI

手陽明大腸經
Large Intestine Meridian, LI

手太陰肺經
Lung Meridian, LU

手少陰心經
Heart Meridian, HT

手厥陰心包經
Pericardium Meridian, PC

足陽明胃經
Stomach Meridian, ST

足太陰脾經
Spleen Meridian, SP

圖　例

———— 手太陰肺經　lung meridian of hand-taiyin, LU.

———— 手少陰心經　heart meridian of hand-shaoyin, HT.

———— 手厥陰心包經　pericardium meridian of hand-jueyin, PC.

———— 足太陰脾經　spleen meridian of foot-taiyin, SP.

———— 足少陰腎經　kidney meridian of foot-shaoyin, KI.

———— 足厥陰肝經　liver meridian of foot-jueyin, LR.

———— 手陽明大腸經　large intestine meridian of hand-yangming, LI.

———— 手太陽小腸經　small intestine meridian of hand-taiyang, SI.

———— 手少陽三焦經　triple energizer meridian of hand-shaoyang, TE.

———— 足陽明胃經　stomach meridian of foot-yangming, ST.

———— 手太陽膀胱經　bladder meridian of foot-taiyang, BI.

———— 足少陽膽經　gallbladder meridian of foot-shaoyang, GB.

———— 督脈　governor vessel, GV.

———— 任脈　conception vessel, CV.

○ 經外奇穴　extra points

正　面

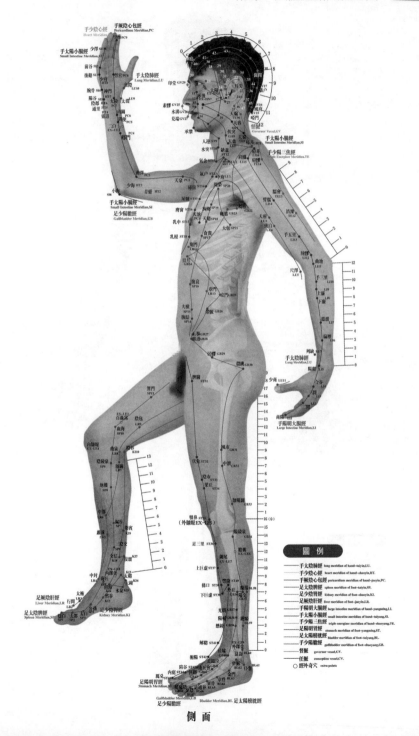

側面

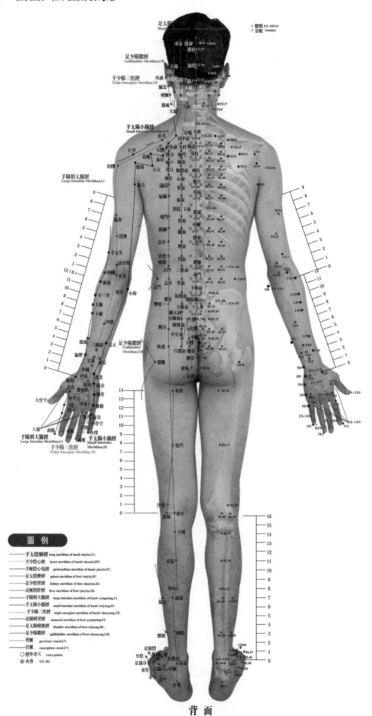

背面

歡迎至本公司購買書籍

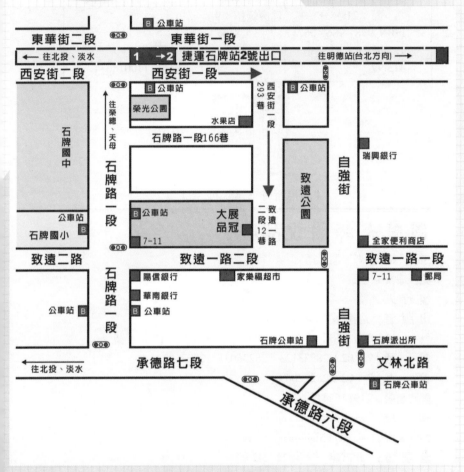

建議路線
1.搭乘捷運‧公車

　　淡水線石牌站下車,由石牌捷運站2號出口出站(出站後靠右邊),沿著捷運高架往台北方向走(往明德站方向),其街名為西安街,約走100公尺(勿超過紅綠燈),由西安街一段293巷進來(巷口有一公車站牌,站名為自強街口),本公司位於致遠公園對面。搭公車者請於石牌站(石牌派出所)下車,走進自強街,遇致遠路口左轉,右手邊第一條巷子即為本社位置。

2.自行開車或騎車

　　由承德路接石牌路,看到陽信銀行右轉,此條即為致遠一路二段,在遇到自強街(紅綠燈)前的巷子(致遠公園)左轉,即可看到本公司招牌。

國家圖書館出版品預行編目資料

國醫大師圖說刮痧／李業甫　主編　　──初版
　　──臺北市，品冠文化出版社，2022〔民111.01〕
　　面；21公分──（健康絕招；9）
　　ISBN 978-986-06717-7-3（平裝）
　　1. 刮痧
413.99　　　　　　　　　　　　　　　110018634

國醫大師圖說刮痧

主　　編／李　業　甫

責任編輯／王　　　宜

發 行 人／蔡　孟　甫

出 版 者／品冠文化出版社

社　　址／台北市北投區（石牌）致遠一路2段12巷1號

電　　話／（02）28233123 · 28236031 · 28236033

傳　　真／（02）28272069

郵政劃撥／19346241

網　　址／www.dah-jaan.com.tw

E-mail／service@dah-jaan.com.tw

登 記 證／北市建一字第227242號

承 印 者／傳興印刷有限公司

裝　　訂／佳昇興業有限公司

排 版 者／弘益企業行

授 權 者／安徽科學技術出版社

初版1刷／2022年（民111）1月

定　價／330元

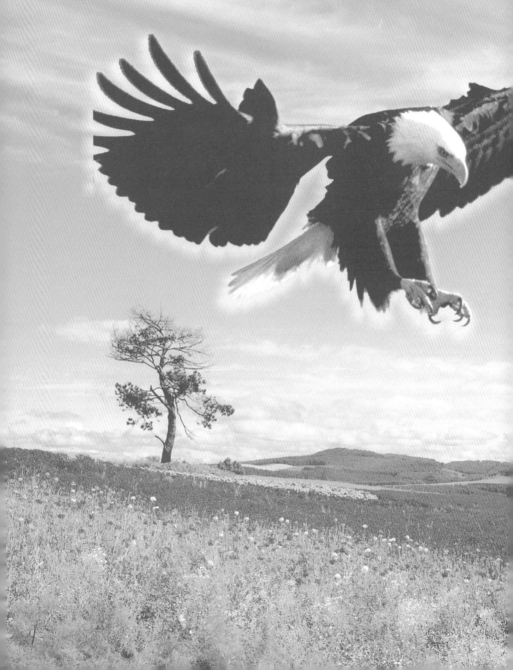

大展好書　好書大展

品嘗好書　冠群可期